吴又可 雷丰传世名方

主　编◎畅洪昇　段晓华

U0206755

中国医药科技出版社

内 容 提 要

　　吴又可，明代后期著名医家，开疫病之先河。雷丰，晚清名医，长于温病及时证治疗。本书全面收录了吴又可与雷丰独创方剂，并对其方剂的临床应用进行系统整理。全书内容丰富，资料翔实，具有很高的文献价值和学术价值，能够帮助读者开阔视野，增进学识。

图书在版编目（CIP）数据

　　吴又可 雷丰传世名方 / 畅洪昇，段晓华主编. —北京：中国医药科技出版社，2017.10

　　（大国医系列之传世名方. 第二辑）

　　ISBN 978-7-5067-9323-0

　　Ⅰ. ①吴… 　Ⅱ. ①畅…②段… 　Ⅲ. ①方书-汇编-中国-明清时代

Ⅳ. ①R289.34

　　中国版本图书馆 CIP 数据核字（2017）第 111444 号

美术编辑　陈君杞
版式设计　张　璐

出版　中国医药科技出版社
地址　北京市海淀区文慧园北路甲 22 号
邮编　100082
电话　发行：010-62227427　邮购：010-62236938
网址　www.cmstp.com
规格　710×1000mm ¹⁄₁₆
印张　14
字数　180 千字
版次　2017 年 10 月第 1 版
印次　2017 年 10 月第 1 次印刷
印刷　三河市国英印务有限公司
经销　全国各地新华书店
书号　ISBN 978-7-5067-9323-0
定价　**29.00 元**

丛书编委会

总 主 编　吴少祯

副总主编　王应泉　许　军　刘建青

编　　委（按姓氏笔画排序）

于　雷　李禾薇　李超霞　张　煜

张芳芳　范志霞　畅洪昇　金芬芳

赵　艳　钟相根　段晓华　贾清华

党志政　徐慧慧　郭明章　郭新宇

盛庆寿　谢静文

本书编委会

主　编　畅洪昇　段晓华

编　委　王萍萍　王林云　刘保秀
　　　　刘　珊　杨　桃　熊毅亮

出版者的话

　　中医名著浩如烟海，积淀了数以千年的精华，养育了难以计数的英才，昭示着绚丽无比的辉煌。历史证明，中医的成才之路，非经典名著滋养下的躬身实践，别无蹊径。名医撰医著，医著载医方，源远流长，浩如烟海。历代名医凭借非凡的智慧及丰富的临床实践，创制了诸多不朽的传世名方。

　　本套丛书以在方剂学方面确有创见的历代名医为主线，选择代表性名医，将其所撰医著中的医方进行了全面系统的搜集整理。《大国医系列之传世名方》（第一辑）于 2013 年初出版后，受到广大读者的热烈欢迎，屡次重印。为此，我们组织专家编写了《大国医系列之传世名方》（第二辑），包括刘河间、朱丹溪、程钟龄、俞根初、吴又可与雷丰等，共计 5 个分册。第二辑延续第一辑的编写体例，每个分册分为上、中、下三篇，上篇简单介绍医家学术思想及遣药组方特色；中篇详细介绍了该医家方剂在临床各科的应用；另外，该医家还有许多名方不为世人所熟知，未见临床报道，则收入下篇被忽略的名方。每首方剂从来源、组成、用法、功用、主治、方解、方论、临床应用、临证提要等方面来论述。全书收罗广博、条分缕析，详略适中，既言于古，更验于今，既利掌握，又裨读者更好地熟悉、掌握历代名方的组方原理及临床运用规律，以适应当前临床实际的需要。

　　愿《大国医系列之传世名方》成为中医药院校在校学生和中医、中西医结合医生的良师益友；愿本套丛书成为医疗、教学、科研机构及各图书馆的永久珍藏。

中国医药科技出版社

2017 年 6 月

吴又可传世名方

雷丰传世名方

吴又可传世名方

上 篇
吴又可学术思想

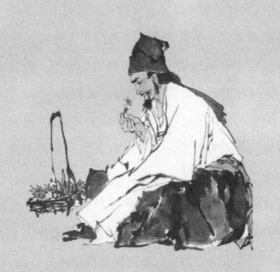

吴有性，字又可，姑苏洞庭人，明代后期著名医家，生卒不详，约生活于16世纪80年代至17世纪60年代。明末各地农民纷纷起义，战争连绵，瘟疫流行。在他生活与行医期间，曾多次发生过传染病流行，《温疫论》序云："崇祯辛巳（1641）年疫气流行，山东、浙省、南北两直，感者尤多，至五六月益甚，或至阖门传染。"他目睹到疫病流行时的惨状，以及医生对温疫治不得法的时弊，在总结前人有关论述基础上，将"平日所用历验方法"，撰成《温疫论》。《温疫论》写成于崇祯壬午（1642）年，是我国医学史上第一部论治、也是当时最全面瘟疫专著，对瘟疫的病因病机、初起症状、传变、治法等做了详细的阐述。

吴又可《温疫论》的学术思想特点如下：

一、创疠气说，明析发病特点

吴又可指出疫病病原为疠气，也称为杂气、异气、戾气、疫气，《温疫论》明确指出："夫温疫之为病，非风、非寒、非暑、非湿，乃天地间别有一种异气所感"。他认为这种疠气的特点有四：一是属于看不见、摸不着的客观致病物质；二是种类繁多，各自为病；三是侵犯人体部位不同；四是有流行性和传染性。其说颇为准确地揭示了疫病的发病原因，在病因上，对中医学术是一大推动，同时在世界传染病史上也是一大创见。

不仅如此，吴又可还详细描述了疠气发病的机制，"邪从口鼻而入，则其所客，内不在脏腑，外不在经络，舍于夹脊之内，去表不远，附近于胃，乃表里之分界，是为半表半里，即《针经》所谓横连膜原是也。"吴又可认为疫病，其邪多伏匿在膜原，故其病多发于半表半里，起病常见半表半里的膜原证。至于传变，则分九种。"有但表而不里者，有但里而不表者，有表而再表者，有里而再里者，有表里分传者，有表里分传而再分传者，有表胜于里者，有里胜于表者，有先表而后里者，有先里而后表者，凡此九传，其病不一。"

同时，他指出，九传是疾病变化的大致趋势，并非每个病人必有九传。

二、设立论治程式，立达原饮

（一）初期疏达膜原

吴又可指出，温疫初起，邪入膜原，其症状主要表现为先憎寒发热，后但热不寒，昼夜发热，日晡尤甚，头痛身疼，苔白如积粉，应以疏达膜原为主，使邪热内溃，表气通顺，则邪气自解。并创立了治疫名方达原饮，主要使用槟榔、厚朴、草果仁"直达巢穴，使邪气溃败，速离膜原"。

（二）中期逐邪务尽

温疫中期，膜原邪气溃散，出现表里九种传变，吴又可注重汗吐下三法逐邪。

所谓汗，并非麻桂、银翘辛温、辛凉之剂发汗，而是用药驱邪外出的自然汗解，其要点是疏通气机，吴又可常用辛寒清解之白虎汤，清解少阳之柴胡汤，以及滋阴清解之柴胡清燥汤等，使疏解阳明、少阳气分，则病自汗出而解。

若疫邪入里，或郁于胸隔，或留于胃腑，吴又可则仿张仲景吐下两法治之。邪留胸膈者，吴又可用瓜蒂散，使内陷之邪因吐而出。内陷胃腑者，吴又可则主张用三承气汤根据病体虚实、邪气盛衰、病情缓急以攻下邪气。

吴又可特别指出，有邪气表里分传，外犯三阳经而现表证，同时化热入胃而现里证，此时当予三消饮，本方即达原饮加大黄、葛根、羌活、柴胡。本方透达膜原，解三阳之表，逐阳明之热，是治疗温疫表里传变全面的方剂，也是吴又可治疗瘟疫中期病邪传变的代表方剂。

（三）后期滋阴养血

吴又可治疗瘟疫十分注重保护人体阴血，他认为，瘟疫后期大多见"余焰尚在，阴血未复"，故治以滋阴养血为主，佐以清解热邪，而切忌妄投参、芪、白术之类甘温助热之品。在此理论的指导下，吴又可创立了养营（荣）类方，如清燥养荣汤、承气养荣汤、蒌贝养荣汤、柴胡养荣汤等，上述方剂多以当归、白芍、生地、天花粉、知母之类养血滋阴之品为主。

需要指出的是，吴又可注重阴血，并非排斥扶阳气，他对于温病后期气血两伤、阴阳两伤者，也常用人参，甚至姜、附等药物。

三、阐下法精髓，崇承气辈

（一）明确下法适应证

在诸多驱邪方法中，吴又可对下法运用颇为精湛。他总结了可下诸证的舌脉和症状，如舌象包括舌白苔渐变黄苔，甚则黑苔，白砂苔、舌芒刺，舌裂，舌短、舌硬、舌卷，此皆为邪气逐渐入里，阴液渐亏的当下之舌象。可下之症状包括：大便闭，转矢气极臭，大肠胶闭，协下热利，热结旁流，唇燥裂，唇焦色，唇口起皮，口臭，鼻孔如煤烟，口燥渴，目赤，咽干，气喷如火，小便赤黑涓滴作痛，小便极臭，小便闭，扬手掷足，脉沉而数，善太息，心下满，心下高起如块，心下痛，腹胀满，腹痛按之愈痛，心下胀痛，头胀痛等。以上皆为胃家实，当下之。此外，四逆、脉厥、体厥伴下证者，也当下之。吴氏认为应下之证，首在舌苔变化，而胸腹痞满是重要标志，他指出："温疫可下者，约三十余证，不必悉具，但见舌黄，心腹痞满，便于达原饮加大黄下之。"

（二）提出下法使用原则

1. 客邪早逐 吴又可认为："凡客邪贵乎早逐，乘人气血未乱，肌肉未削，津液未耗……早拔病根为要"，强调当下应速下。

2. 勿拘结粪 吴又可认为："邪为本，热为标，结粪又其标也"。因此，逐邪为下法治疫的首要目的，不必拘泥于大便秘结，他指出："勿拘于下不厌迟之说，应下之证，见下无结粪，以为下之早，或以为不应下之证误投下药，殊不知承气本为逐邪而设，非专为结粪而设也"。他告诫时医，若贻误逐邪之机往往导致变证蜂起，后果不堪设想，"必俟其粪结，血液为热所搏，变证迭起，是犹养虎遗患，医之咎也。"

3. 逐邪务尽 吴又可下法有频繁使用、用药持续、药量较大变化等特点，对重症温疫的治疗累计服大黄达十二两，并常采取"数日之法，一日行之"的措施，颇能符合临床急证治疗的需要。

4. 下不忘正 吴又可指出：下法使用"要谅人之虚实，度邪之轻重，察病之缓急，揣邪气离膜原之多寡，然后药不空投，投药无太过不及之弊"，并改良了陶节庵黄龙汤、创立了新方承气养荣汤等攻补兼施的方剂。

5. 方推承气 吴又可下法秉承仲景三承气，广泛用于临床。他明确了三承气汤的使用指征，"热邪结里，但上焦痞满者，宜小承气汤；中有坚结者，加芒硝软坚而润燥，病久失下，虽无结粪，然多黏腻极臭恶物，得芒硝则大黄有荡涤之能；设无痞满，惟存宿结，而有瘀热者，调胃承气宜之。"以上论述，简明扼要，颇能实际指导临床使用。

四、析主客交浑，设三甲散

主客交出自《温疫论》，主指人体正气营血，久病正虚，营血必伤；客，指客邪（疫邪）；交指交结。可见，主客交是指正气不足，邪毒胶结于血脉而为顽症痼疾。吴又可指出："疫邪交卸，近在一七，远在二七，甚至三七，过此不愈者，因其失治，非坏证即痼疾也。客邪交固于血脉，主客交浑，最难得解，久而愈锢，治法当乘其大肉未消，真元未败，急用三甲散，多有得生者。"三甲散以虫介类为主，搜邪通络，组方新颖，独具特色。

五、开疫病先河

《温疫论》的问世，对后世医学影响甚大。杨栗山《伤寒温疫条辨》中说："读《温疫论》至伤寒得天地之常气，温病得天地之杂气，而心目为之一开。"吴鞠通《温病条辨》序中亦称："观其议论宏阔，实有发前人所未发，遂专心学步焉"，均可见该书对后世影响之深。戴天章专著，名为《广温疫论》，可见其对吴又可的推崇，书中诸多内容的阐述，也多以《温疫论》为本。

在治法方面，吴又可论治瘟疫的诸多观点和治疗方药得到了后世医家的认同和发展。如叶天士《温热论》中所云："湿温病大便溏为邪未尽"、"不可妄投补剂，恐炉烟虽熄，灰中有火"，喻嘉言提出："邪既入则逐秽为第一义"，均与吴又可观点相同。

吴又可之达原饮因疗效确切，后世沿用不衰，屡有发展，如雷少逸宣透膜原法、薛生白达原饮、俞根初柴胡达原饮等，均以此为依据而立。

吴鞠通制定的雪梨浆、五汁饮、增液汤、增液承气汤、新加黄龙汤等温病名方，颇受吴又可滋阴治法启发。

吴又可主客交学说被叶天士发展为虫蚁搜剔通络法而广为应用，薛生白在此基础上提出湿热证"邪入厥阴，主客浑受"，并仿吴氏三甲散，去龟甲、蝉蜕、牡蛎、白芍、当归、甘草，加柴胡、桃仁，组成薛氏方（鳖甲、炮山甲、土鳖虫、桃仁、僵蚕、柴胡等）。今人据此理论，认为肝纤维化属于肝络气滞血瘀痰凝阴伤，临床上运用三甲散加减来治疗慢性乙肝纤维化，临床和药理研究均证实，三甲散及其改良方具有抗慢性乙肝纤维化作用。

总之，吴氏著《温疫论》创造性地提出了不少新见解，给后世温病学家以很大启示，对指导我们的科研与临床至今仍有着重大意义。

中 篇
屡试屡效方

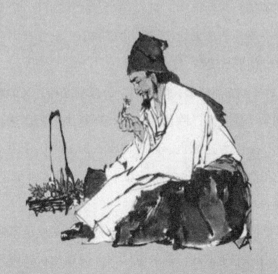

∽ 达 原 饮 ∾

【来源】《温疫论》上卷。

【组成】槟榔二钱　厚朴一钱　草果仁五分　知母一钱　芍药一钱　黄芩一钱
甘草五分

【用法】上用水二钟,煎八分,午后温服。

【功效】开达膜原,辟秽化浊。

【主治】温疫初起,先憎寒而后发热,日后但热而无憎寒也。初得之二三
日,其脉不浮不沉而数,昼夜发热,日晡益甚,头疼身痛,舌上白苔如积粉。

【方解与方论】

疫邪侵袭膜原,邪正相争,湿浊阻滞气机所致,方用槟榔、厚朴、草果
辛散湿邪,化痰破结,化浊辟秽。热宜伤津,故用知母、白芍、黄芩滋阴清
热,并防止槟榔、厚朴、草果之辛燥,甘草和中,全方合用秽浊得化,热邪
得清,阴津得复,使邪气溃散,速离膜原。

吴又可云:"槟榔能消能磨,除伏邪,为疏利之药,又除岭南瘴气;厚朴
破戾气所结;草果辛烈气雄,除伏邪盘踞;三味协力,直达其巢穴,使邪气
溃败,速离膜原,是以为达原也。热伤津液,加知母以滋阴;热伤营血,加
白芍以和血;黄芩清燥热之余;甘草为和中之用;以后四味,不过调和之剂,
如渴与饮,非拔病之药也。"

本方与蒿芩清胆汤有别,后者为湿热郁滞,少阳枢机不利,故临床表现
为发热,胸脘痞闷,小便不利,苔黄腻。本证为秽浊伏结膜原,表里不通所
致,故表现为发热日晡益甚,腹胀便结,舌苔白厚如积粉等。

【验案精选】

（一）发热

1. 感冒 患儿男，6岁，2006年9月2日初诊。因发热（体温38.8℃），咽红，轻微咳嗽，下颌淋巴结肿痛，西医诊断为感冒，予以输液治疗，具体药物不详，用药后热退，次日又升，如此反复3天，遂来就诊。现症见发热，体温39.2℃，咽红，咳嗽，腹胀，大便干，下颌淋巴结肿痛，舌苔白厚。予以达原饮加减，药用：草果6g，黄芩10g，知母10g，厚朴10g，槟榔6g，白芍10g，桔梗10g，牛蒡子10g，金银花15g，连翘20g，青蒿10g，生石膏30g，僵蚕10g，蝉蜕6g，浙贝母10g，甘草3g。3剂，水煎口服，1剂/天。二诊：热退，咳停，咽稍红，下颌淋巴结肿痛减轻，纳差，舌苔薄白。上方去桔梗、牛蒡子、生石膏、青蒿，加焦三仙各10g，鸡内金10g。服药3剂后，诸症消失。[万亚雄，张士卿.达原饮治疗小儿发热经验探讨.中国实用医药，2008，3（6）：82-83]

2. 流脑（春温，邪溢太阳） 女，13岁，1987年4月17日下午初诊。是日晨起忽感恶寒发热，口渴，头及后项作痛，继而头痛剧烈，项强，呕吐呈喷射状，懒言声低，舌苔厚腻黄白相兼，脉数。体温40℃，西医诊断为流脑。中医诊为春温。邪热溢于太阳。治宜清热解毒，驱逐邪热。方用达原饮加减：槟榔、厚朴、黄芩、知母、白芍、羌活、金银花、连翘、竹茹、炙枇杷叶、菊花各25g，蒲公英、天花粉、川贝母各50g，生石膏100g，甘草15g，草果仁6g。水煎2次，取液400ml，分4次服，3小时服1次。次日上午复诊：呕吐止，头痛减轻，体温降至38℃。上方量减半，水煎2次，取液400ml，分2次服，3小时服1次。20日上午三诊：脉静身凉，诸症均失。处方：槟榔、厚朴、黄芩、知母、白芍、当归、竹茹各10g，太子参、生地黄各12g，生山药15g，陈皮6g，甘草3g。3剂以善其后。

按 康老使用本方时，很讲究剂量，一般病证用常规剂量，病重势急则剂量倍增，临床多取捷效。[苏东升，康健.康子澄老中医运用达原饮的经验.山东中医杂志，1996，15（4）：174-175]

3. 布氏杆菌病 王某，女，52 岁，2011 年 3 月 4 日初诊。主诉：间断发热伴关节疼痛 2 个月。病人 2 个月前出现发热，最高体温达 40℃，伴恶寒，关节疼痛，偶有咳嗽，就诊于当地医院，疑为"感冒"，应用解热镇痛药物（布洛芬等），朝服药，热退汗出，汗出如洗，暮复发热，如是反复，遂于 CDC 查布氏杆菌试管凝集试验，结果提示 1：800，仔细询问病人曾于 6 个半月前至内蒙古 2 个月，期间曾食用羊肉，后查血培养提示马耳他布鲁菌，故初步诊断布氏杆菌病。西医以利福平、四环素和链霉素三联抗菌治疗 6 周后，仍间断低热，复查凝集实验提示 1：100，再次三联抗菌治疗，但关节疼痛症状缓解不明显，遂来求治中医。

诊见：午后低热，关节疼痛，肌肉酸痛，纳呆，二便调，眠差，苔白厚腻，脉缓。中医辨以邪阻膜原证，治以疏利透达膜原湿浊，方以达原饮加减。处方：厚朴 15g，草果仁 10g，石菖蒲 15g，藿香 10g，白蔻仁 15g，滑石 10g，知母 10g，黄芩 10g，羌活 10g，独活 10g。日 1 剂，水煎早晚分服。3 周后，病人诉体温恢复正常，夜寐安，关节疼痛较前明显缓解。于上方基础稍作加减，调理 2 个月后，病人症状全消，复查试管凝集试验<1：50，随访半年，病人痊愈。

按 该病为"湿邪"作祟，属中医学"湿温"的范畴。即病初湿热秽浊之邪郁伏膜原者，阻遏阳气，可见恶寒，发热，汗出，湿浊停著肌肉筋脉，故见肌肉酸痛，关节疼痛，且湿著，故苔白厚腻，或如积粉，脉缓。而在治疗上则遵《温疫论》，开达膜原，辟秽化浊，清热解毒，以使秽浊得化，热毒得清。羌活、独活胜湿止痛，利关节。[曹广秋. 贾建伟从湿论治布氏杆菌病 1 则. 河南中医，2013，33（5）：764]

4. 成人 still 综合征 孟某，女性，38 岁，2007 年 7 月 11 日来诊。"因每日较规律发热半月余"入本院血液科，每日午后晚上发热，热退后饮食精神如常。血液生化、骨髓穿刺、上消化道钡餐透视、三大常规均正常，唯血沉增快，诊为成人 still 综合征，给予多种药物治疗 1 月，发热无变化。出院后到中医科门诊治疗，症见寒热如疟、热前畏寒、全身酸痛、冷后发热、热后如常人、舌质红、苔白厚、脉弦稍滑。证属暑湿郁阻膜原。药用厚朴 10g，槟榔 12g，黄芩 10g，草果 6g，白芍 10g，知母 10g，姜黄 10g，僵蚕 10g，蝉蜕 10g，大黄 3g，杏仁 10g，青蒿 30g，豨莶草 30g，甘草 5g。服药 3 剂，发热消失，继续服用 20 余日以巩固疗效。2008 年 3 月病情反复，又用上方治疗，发热迅速恢复，至今未复发。[姜学连，孙云廷，魏铭，等. 达原饮合升降散治疗发热体会. 中国中医急症，2007，16（11）：1178-1179]

5. 低热 刘某，男，18 岁。于 2005 年 8 月 14 日就诊。病人就诊前 40 天行肛肠瘘手术，当时仅感每天下午发热，体温 37.6℃左右，头晕，余无不适，血常规检查白细胞 10.9×10^9/L，中性粒细胞：0.80。住院期间一直应用抗生素药物静点治疗，疗效不佳，追问病史，发热定时已 20 多天，日晡较甚，且伴头晕，面色晦暗，身体羸弱。舌质红，苔黄腻，脉浮数。此为湿热毒邪，阻遏膜原，遂停止应用所有抗生素，拟达原饮处方：槟榔 15g，柴胡 20g，知母 15g，厚朴、草果仁、黄芩各 15g，大黄 5g（后下），6 剂，每日 1 剂，水煎服。1 周后体温即逐渐恢复正常，复查血常规：白细胞：7.2×10^9/L，中性粒细胞：0.65。[王丹妮，盖国忠. 达原饮加减治疗低热验案举隅. 长春中医学院学报，2006，22（1）：26]

6. 顽固性背热 陈某某，男，65 岁，1989 年 11 月 20 日诊。病人 3 年前感受外邪，恶寒发热，咳喘，月余始愈。病后渐至出现背心发热之症。每夜背心发烫如火灼，背部不能盖被，病人素有咳喘症，每因背热加重而致咳喘反复发作不愈，半夜则需坐着入睡，将背部靠在床头以散其热，冬季披衣而坐，亦不盖被于背部，中、西药均无效。现胃脘胀闷，食少纳呆，咳嗽痰多，口苦溲黄，大便不爽。病人体温不高，唯背部肌肤夜间发热，舌边红，苔白厚腻，脉弦数。诊为痰浊壅闭，邪阻膜原。以达原饮加茯苓、半夏各 12g，地骨皮 20g，服 3 剂背热大减，半夜不再坐睡，续服 3 剂，背热若失。遂改以他药化痰平喘而治。[乐启华. 达原饮的临床应用体会. 四川中医，1997，（9）：54]

（二）畏寒

余某某，女，45 岁，1994 年 7 月 6 日初诊。病员面色少华、神疲无力、畏寒怯冷3年。冬季用羽绒衣及数件毛衣厚裹，仍感身冷如在水中。盛夏暑天，还盖厚被，整个夏季，上衣得穿两三层，下身内穿春秋裤方感不冷，病人系医务工作者，在当地医院做过全面检查，包括肝功、肾功、胸片、B超等，曾服过桂枝汤，麻黄汤，附子汤，麻辛、附、参、芪、归等药，畏寒稍减几日，复又如故，服鹿茸则心烧、口干，无法续用。仔细询问病史，3年前患重感冒，恶寒、发热，服食鸡汤后留下此畏寒症。目前除怯冷外，每日时作形寒，皮肤起鸡皮疙瘩数次，口苦，胸闷，脘痞，身痛，纳差，大便常干燥，小便时黄，舌质正常，舌根苔白黄腻。此病为伏邪盘踞，不可认为虚寒，以达原饮的疏表之品轻剂透邪为治。处方：槟榔18g，厚朴、白芍、黄芩各10g，葛根、羌活、柴胡、知母各8g，草果6g，甘草、生姜各3g。每日1剂。服上方3剂，畏寒明显减轻，身痛、脘痞亦减。再服3剂，不再畏寒，衣着如常人，病愈。[乐启华. 达原饮的临床应用体会. 四川中医，1997，(9)：54]

（三）汗证

1. 但头汗出 某某，男，40岁。2000年6月30日初诊。病人但头汗出4年，初起出汗轻以自汗为主，后自汗加重伴盗汗，夜间汗出如洗。曾检查内分泌系列、生化全项、颅脑CT等检查均未见异常。某医按阴虚盗汗，给予六味地黄汤，未效。又改医按气虚论治，给予补气敛汗之品，亦无效。病人失去治疗信心。一偶然机会遇笔者，症见舌淡胖边有齿印，苔薄稍腻，脉弦，除头汗出外，诉倦怠乏力，余未见异常。给予达原饮，药用槟榔15g，川厚朴9g，草果12g，知母10g，黄芩12g，白芍15g，甘草6g，车前子15g，牡蛎30g。3剂，水煎服。二诊，服药后自汗、盗汗明显减轻，上方有效，续服3剂。三诊述汗出愈，无乏力，精神好，嘱禁烟酒，加强体育锻炼。[朱秀成，张永方，宋蕴智. 达原饮治疗但头汗出自汗及盗汗症例析. 中医药学刊，2002，20（6）：796]

2. 自汗 姚某某，男，33岁，2008年11月18日初诊。低热、自汗1月余。经胸透及化验血、尿常规、血沉等均未见异常，用西药治疗无效，故来就诊。面色灰黄而垢，语声重着，汗出如洗，夜间尤甚，头晕体重，胸脘痞闷，纳呆乏力，口干黏腻，大便不爽。体温 37.5℃。苔白厚如积粉而滑腻，脉弦滑数，重按无力。脉症合参，此乃邪伏膜原，痰湿郁阻三焦经络所致，治宜开达膜原，避秽化浊，通利三焦。方用达原饮合三仁汤加减：草果、厚朴、槟榔、柴胡、木通、半夏、黄芩、知母、白蔻仁各 12g，杏仁、滑石各 10g，薏苡仁 30g。每日 1 剂，水煎服。3 剂后，体温 36.5℃，汗出大减，继服 10 剂，诸症皆平。

按 以舌苔白厚如积粉而滑腻为辨证要点，本证实属湿热之邪伏于膜原，痰湿郁阻三焦，气化不利。故以厚朴除湿散满，草果辛香避秽，槟榔破结，使邪速溃，柴胡为引直捣半表半里湿浊之邪，再合三仁汤宣化畅中，清热利湿，而获显效。[樊莹丽，荆秀芳. 达原饮治验举隅. 山西中医，2009，25 (9)：6]

3. 盗汗 男，39 岁。病人诉盗汗 3 年有余。曾多次诊治，各种检查均未见阳性体征，服中西药治疗无效。2001 年 5 月 28 日来院再诊，他医推荐笔者给予诊治，观其服药皆滋阴泻火敛汗之类，询其病人诉：工作较忙，精神紧张，应酬太多，整日烟酒过度，生活之规律易乱。就诊时自觉头晕，乏力。观其舌象见，舌淡红苔薄黄腻，脉弦。给予达原饮原方 3 剂。二诊病人高兴至极，症见汗出减半，上方续服 5 剂，盗汗止，无头晕，乏力。嘱禁烟酒，保持生活规律，加强体育锻炼。[朱秀成，张永方，宋蕴智. 达原饮治疗但头汗出自汗及盗汗症例析. 中医药学刊，2002，20 (6)：796]

（四）哮喘

范某某，女，27 岁。1983 年 8 月 7 日入院。哮喘 3 年，复发加重 3 天。1980 年夏季发生哮喘以来，每年夏秋即发。今年 5 月发病至今，反复迁延，加重 3 天。经西药抗感染、抗过敏、平喘等治疗，哮喘持续数小时不解。现见寒热如疟，头痛，咳嗽，呼吸困难，张口抬肩，喉中痰鸣，辘辘有声，气紧，心累，口干苦，不欲饮水，胸闷纳呆，口臭，大便溏泄，小便频数，口唇紫绀，舌质红紫，苔微黄厚腻，脉弦滑数。中医辨证属邪踞募原，痰阻三焦，肺失清肃之哮喘重症。治用加减达原饮和解宣透、豁痰肃肺。处方：草果、枳实、生姜各10g，柴胡、半夏、槟榔各12g，胆星8g，黄芩15g。9日晚上8时开始服中药，同时停用一切西药。晚12时服完2次中药后哮喘症状开始缓解。10日晨哮喘平复，寒热已止。咳嗽痰白，微喘，大小便正常。继用导痰汤加减调治获愈。

按　哮为肺疾，多由外因引动伏痰而发。邪气留伏，深入募原，与痰邪胶着，阻塞三焦，壅闭气道，肺失清肃，则致寒热起伏，哮喘持续不解。故但治肺，则哮不减。应从三焦、募原论治，使邪气透达，三焦气机通调，则肺之宣降自复，哮喘得解。［熊明勋．哮喘持续状态的治疗．四川中医，1992，（4）：59］

（五）支气管肺炎

谢某，女，18岁，2003年10月11日初诊。外出旅游1周回家后即感头痛、鼻塞、发热、咽痛，曾用西药治疗4天（肌注退热针、静脉滴注抗生素、口服西药），仍持续发热（T37.8℃～39.3℃）。诊见：发热38.2℃，神疲口干，咳嗽剧烈、痰黄白，伴胸痛、声音嘶哑，舌淡红、苔厚腻，脉滑数。检查：咽部红肿；实验室检查：白细胞$6.8×10^9$/L，中性粒细胞0.43。胸部X线摄片示：双肺纹理增粗，双下肺见淡薄阴影。西医诊断：支气管肺炎。中医辨证属肺热壅盛，痰湿闭肺。采用中西医结合治疗。西药予头孢呋辛、利巴韦林、地塞米松等治疗，并加服中药达原饮加减。处方：厚朴（后下）、草果（后下）、柴胡、知母、薄荷（后下）、贯众、苦杏仁各9g，黄芩、藿香、白芍各12g，生石膏（先煎）30g，青蒿（后下）、槟榔、甘草各6g。1剂，水煎服。服药后1小时即汗出、身轻、头清、体温降至37.2℃，咳嗽稍缓和。次日咳嗽、胸痛症状减轻，仍有低热37.4℃，脉转缓滑，仍以上法治疗，内服中药加法半夏12g。第3天体温恢复正常，胸痛、咳嗽明显减少，上方去石膏、柴胡，加鱼腥草30g，西药照前。治疗1周后，体温正常，咳嗽消失。复查胸部X线摄片示肺纹理清晰。［梁桥秋．中西医结合治疗急性支气管肺炎31例疗效观察．新中医，2005，37（7）：59］

（六）肺脓肿

简某，男性，30 岁，工人，自诉持续畏寒发热，咳嗽 6 天，继以胸闷疼痛，咳吐脓血痰，状若米粥，量多腥臭，痰壅气急，心烦懊恼，口渴欲饮。曾在当地医院以抗生素治疗无效，遂来求诊。体温 39.5℃，脉搏 110 次/分，呼吸 27 次/分，右肺叩诊呈浊音。听诊可闻及啰音，水泡音伴呼吸音减弱。白细胞 $15.2×10^9$/L，中性粒细胞 0.88。胸部 X 线示：右（R）肺上中大片阴影，内中有 3cm×2.5cm 大小透光区，并隐现一液平面。诊断肺脓肿，证属痰热壅肺，治拟清热祛邪、生津化瘀。方用达原饮加减：槟榔 15g，厚朴 10g，黄芩 15g，草果 10g，金银花 15g，蒲公英 30g，地龙 15g，蝉蜕 15g，知母 15g，白芍 15g，甘草 10g，茜草 20g，芦根 30g。每日 1 剂，21 天后复诊。X 线示：右肺（R）上中炎性阴影和透光区消失，复查血象正常，自觉症状基本消除。再予以上方剂随证略作增损 10 剂续服，1 个月后来复查，肺部胸片正常，临床痊愈。[曾仕富，左明晏. 达原饮加减治疗肺脓肿 23 例. 中国中医急症，2012，21（11）：1865]

（七）厌食

江某某，女，6 岁，1996 年 6 月 25 日就诊。患儿厌食已一年，见食则欲呕，甚至终日不饮不食，稍进即感饱胀，惟喜饮"可乐"，午后手足心热，肢体困倦，舌苔黄厚而腻，脉濡。辨为湿困中焦而化热，治宜清热化湿，芳香醒脾。药用厚朴 5g、槟榔 4g、陈皮 4g、草果 3g、茯苓 10g、知母 5g、白芍 6g、黄芩 8g、神曲 8g、甘草 3g。服 6 剂后，诸症渐消，食欲好转，终以平胃散以善其后。

按 小儿为"纯阳之体"，又"易寒易热"。若饮食不能自节，喜啖生冷，嗜食"可乐"，或偏食甜食，易聚湿化，成脾胃湿热之证。症见厌食呕恶，脘腹胀闷，口渴口苦，大便溏而不爽，或伴有低热、舌淡、苔黄厚腻、脉缓或濡数，方用达原饮加减。[李少春. 小儿厌食症治疗四法. 黑龙江中医药，1998，（5）：31]

（八）慢性浅表性胃炎

阿某某，男，39 岁，于 2009 年 7 月 30 日来诊。诉胃胀痛、干呕、食欲差加重 2 周。电子胃镜检查示：慢性浅表性胃炎。诊见：面色萎黄、呃逆、纳呆、倦怠、大便不爽、小便黄、舌边深红、苔白厚如积粉、脉滑数。证属痰湿阻遏于中，热伏于里，治拟燥湿和胃，清利壅滞。达原饮加减：槟榔、知母、黄芩、草果、枳壳、桔梗、厚朴、连翘、山栀、佩兰各 12g，茵陈蒿、土茯苓各 20g，10 剂后症状明显减轻。再用藿香正气丸、健脾丸善后。

按 正值暑天，饮食不洁，贪凉贪腻，湿阻胃肠，壅滞不通，积而化热，气机不畅，故见呃逆、纳呆、倦怠、大便不爽、小便黄、舌边深红、苔白厚如积粉。为痰湿阻遏于中，热伏于里，是辨证要点，故用达原饮再加桔梗、佩兰、茵陈蒿、土茯苓、枳壳，行气化湿，连翘、山栀清热化积，诸方合用，使湿化热祛气畅则胃和。[张莉，安军.达原饮的临床治验.贵阳中医学院学报，2010，32（6）：61-62]

（九）胃溃疡

林某，男，34 岁。胃脘饥痛，反复发作已 3 年余。胃镜诊断：胃窦小弯侧部溃疡，0.8cm×0.6cm，A1。前医用黄芪建中汤合乌贝散治疗 4 周，胃痛见减，但口苦、反酸未瘥，复查胃镜，溃疡尚未愈合。初诊：症见胃脘闷痛，嗳气，饥不欲食，反酸时吐清水，口苦而黏，心烦寐差，小便尚清，大便稍溏；查其舌淡红、苔白腻而浊根披黄，脉细弦。考其生活史诉素嗜烟酒。四诊合参，诊为胃痛，证属湿热中阻。考虑病程迁延达 3 年之久，湿浊胶结，蕴阻中焦，不宜速愈，故选达原饮合二妙丸加减，以期浊邪开化，脾醒胃和。处方：茵陈 9g，苍术 9g，半夏 9g，菖蒲 9g，厚朴 9g，黄柏 6g，槟榔 6g，炒白芍 6g，草果 4.5g。7 剂，水煎服，日 1 剂。

复诊：胃脘痛消，仅闷胀，反酸吐水已止，知饥纳可，口稍苦，小便淡黄，大便转成形。舌淡红、苔根部薄黄腻，脉仍弦细缓。湿热浊邪渐去，唯病久入络，守方去槟榔、草果、菖蒲，加佩兰、白蔻、薏苡仁以清湿热，加赤芍、当归以活血通络。处方：茵陈 9g，苍术 9g，半夏 9g，厚朴 9g，黄柏

6g，炒白芍 6g，佩兰 9g，白蔻 4.5g，薏苡仁 15g，赤芍 10g，当归 4.5g。14剂，水煎服，日 1 剂。药后症除苔净。胃镜复查：胃溃疡已愈合。

按 本案湿郁日久，迁延难化，故用达原饮加减，药后效显。苔消痛减，故去槟榔、草果、菖蒲，加佩兰、白蔻、薏苡仁，取三仁汤之宣上、畅中、渗下之意，以除未尽之湿邪。后以六君子汤加减善后。[胡光宏，王文荣. 杨春波教授妙用达原饮治疗胃肠病. 中医药通报，2011，10（6）：25-26]

（十）溃疡性结肠炎

郭某，男，55 岁。反复排黏液便 4 月。电子肠镜示：溃疡性结肠炎（全结肠呈弥漫性充血糜烂，伴少许浅表溃疡）；病理诊断示：大肠黏膜，间质见大量急慢性炎症细胞浸润。多方医治，效不显。初诊：症见大便溏黏夹带血丝，日达 20 次左右，里急后重明显，无矢气，胃脘部闷胀，知饥纳少，口干略苦不喜饮，日晡潮热（每日下午 5 点左右，T38.0℃左右，定时发作），稍畏冷，纳呆，夜寐差，小便色微黄，排出欠畅。面色红润，舌质淡暗红，苔黄厚浊，脉弦滑偏数。查血常规：WBC：7.5×10^9/L，RBC：3.86×10^{12}/L，Hb：116g/L；粪常规+大便潜血示：阳性；粪培养：无沙门菌属、志贺菌属生长。四诊合参，诊为休息痢，证属湿热滞腑、气滞血瘀。法当清化消食，理气舒络。

选达原饮加减，处方：①内服：茵陈 10g，苍术 9g，大黄 6g，厚朴 9g，黄芩 4.5g，草果 4.5g，槟榔 6g，赤芍 10g，生薏苡仁 15g，佩兰叶 9g，神曲 12g，北山楂 9g，麦谷芽各 15g，仙鹤草 15g。7 剂，水煎服，日 1 剂。②灌肠方：白头翁 12g，赤芍 10g，浙贝 2g，黄连 3g，陈皮 4.5g，儿茶 2g，冰片 0.3g，仙鹤草 30g，败酱草 15g，甘草 3g。7 剂，浓煎至 100ml，保留灌肠。③外敷：金黄散调茶油外敷肚脐，7 天，日 1 次。

复诊：服药一周后诸症缓解，大便次数明显减少，日达 8～9 次，始成形，便质硬伴排便灼热感，伴少许黏液血便，里急后重感减轻。潮热改善，纳食增加，舌质淡红暗伴齿印，苔中黄厚腻，诊其脉细弦偏数。初诊效佳，效不更方，仍以原法原方加减。6 个月后复查肠镜示：升结肠中段、横结肠、降结肠未见异常，乙状结肠距肛门 20～30cm 黏膜轻度充血，见一小片状糜烂，同时见散在息肉样隆起。

按 本例溃疡性结肠炎属湿热痢范畴，为湿热滞腑，气滞血瘀所致，治宜清化消食，理气舒络。病人舌苔黄厚浊，显示湿热深重，考虑一般清热化湿药恐难达病所，故首诊即选达原饮，用大黄、草果、厚朴、槟榔，取"达募原"之意，芳香去浊，开达黏腻之浊邪；茵陈、苍术、苡仁、佩兰，集芳化、清化、渗化、燥化于一身，共奏清热化湿之功，配赤芍活络，三仙消食。另以白头翁汤加减灌肠，使药直达病所，去死血化腐浊，解毒清热，凉血止痢，配以金黄散敷脐，行气散瘀，消胀解毒。多种手段联合应用，终至功成。[胡光宏，王文荣. 杨春波教授妙用达原饮治疗胃肠病. 中医药通报，2011，10（6）：25-26]

（十一）腹泻

刘某某，男，4 岁。素体欠佳，时常泄泻。前几天因着凉而致高热，腹泻，住省人民医院治愈，出院 2 天复又高热，日晡益甚，体温 39℃，自汗，不思饮食。患儿面色萎黄，腹胀，腹痛，腹泻，大便一日三四次，质稠色黄，气臭、体倦乏力，舌质淡红，苔白腻，舌根微黄。证属湿热泻，治宜清热利湿，荡涤积热，解表通里。给予达原散（槟榔、厚朴、草果、黄芩、柴胡、葛根、生苡仁、番泻叶）4g，牛黄散 2g，混合均匀，分为六包，一日 3 次，每次一包，开水冲服。复诊：服上药后，身热已退，食欲好转，泄泻停止，二便正常。唯仍稍有腹胀热感，舌根白厚腻，脉稍滑。仍照上方调整：达原散 4g，牛黄散 1g，服法同前，药尽病愈。[周世印，史纪. 达原散的临床应用一介绍郑颉云老医师儿科临床经验. 河南中医，1982，（3）：27-29]

（十二）便秘

刘某某，女，36 岁，1985 年 9 月来诊。自述于 1984 年 7 月起，大便干燥，需三四日才能大便一次。每当临厕，虽然用力排便，便觉干硬难下，实为痛苦。曾多方求治其病仍不得解。现已六日未大便，故来就诊。就诊时，其脉弦且微数，舌苔黄腻，面色少华，口干，此应属外邪留于膜原所致。遂投上方（厚朴 8g，槟榔 10g，草果 6g，知母 12g，白芍 15g，黄芩 12g，甘草 5g，玄参 15g，石斛 15g，桑椹 20g，天花粉 20g，麦冬 20g）16 剂后，每天傍晚大便一次，呈条状软便。一年后随访，未曾复发。[任子来. 达原饮加味治疗便秘有效. 中医杂志，1990，（4）：35]

（十三）胆囊炎

王某某，31 岁，1985 年 6 月 12 日初诊，右胁胀痛半月余，牵及后背，恶心呕吐，大便干结，小便黄，舌红，苔黄腻，脉滑数。查：体温 37.6℃，有上腹压痛，墨菲征（＋）。血象化验：白细胞 $10.9 \times 10^9/L$，中性粒细胞 0.70，酸性粒细胞 0.02，淋巴细胞 0.28。B 超提示：胆囊炎。处方：槟榔 10g、川朴 15g、草果 10g、白芍 15g、知母 12g、黄芩 9g、柴胡 12g、香附 12g、茵陈 30g、公英 20g、郁金 12g、甘草 6g，3 剂后，体温降至正常，胁痛腹胀减轻，舌、脉同前，原方加竹茹 15g，继服 7 剂，诸症除而获愈。

按 膜原受邪，即可产生寒热往来，胸脘满闷，头晕头痛，恶心呕吐，口苦口干，胁肋胀痛，舌质红，苔白厚腻，脉弦滑数等症状。其与西医学的急性胆囊炎或慢性胆囊炎急性发作症状颇为一致，受此启发，本人以达原饮为基本方，大便燥结的加大黄、芒硝；头痛加葛根、川芎；胁肋胀痛加姜黄、郁金、香附；呕吐剧烈的加代赭石、竹茹、吴茱萸、黄连；胁痛加刺，舌质紫或有瘀斑的加丹参、三棱、莪术；目黄、小便黄的加茵陈、虎杖、金钱草；纳呆加砂仁（后下）、焦三仙。治疗十余例，都取得了较为满意的效果。[王鑫英. 达原饮的临床应用举隅. 医学理论与实践，1988，2（2）：13-14]

（十四）急性黄疸型肝炎

王某某，男，5 岁，发热，乏力，泛呕，饮食不振，身目发黄已一周。经省人民医院确诊为急性传染性黄疸型肝炎，因患儿怕打针，求治于中药。查患儿皮肤及巩膜黄染，肝大，口干不欲饮，小便黄赤如皂角汁，大便干燥色灰白，脉细数，舌质红苔白腻。尿胆原（＋），尿胆红素（＋），黄疸指数 20 单位。此乃外感时疫病毒，郁而不达，肝胆湿热蕴积，气机不利，胆汁不循常道，溢于肌肤所致。方用达原散（槟榔、厚朴、草果、黄芩、柴胡、葛根、生苡仁、番泻叶）6g，导滞散2g，混合均匀分为6包，每日3次，每次1包。服药后病情好转，照上方继服三天，一周后诸症皆消，黄疸指数4单位，尿三胆试验（-）。遂给加味三甲散以善后。［周世印，史纪.达原散的临床应用——介绍郑颉云老医师儿科临床经验.河南中医，1982，（3）：27-29］

（十五）肝内胆管结石

段某某，男，56岁，1993年5月27日初诊。身目俱黄40日不退，且逐渐加深。平素嗜酒无度，于1993年4月10日大量饮酒后剧烈呕吐，始吐食物残渣，继而胆汁，昏睡2日，身目黄如橘色，小便浓茶色，住某大医院急查肝功示：TTT 9 U/L，总胆红素309μmol/L，直接胆红素102μmol/L，间接胆红素207μmol/L，ALT156 U/L，AST 384U/L，HBsAg（-）。B超示：肝实质弥漫性肿胀，肝内毛细胆管毛糙，且有强回声光点。临床诊断为：肝内毛细胆管型肝炎；肝内毛细胆管结石。西医曾以肝泰乐、强力宁、能量合剂等静滴40日，口服熊去氧胆酸每次2片，每日3次。予茵陈蒿汤、龙胆泻肝汤加减服用40余剂。肝功进一步损害，黄疸逐渐加深。

刻下：身目发黄似古铜色，干呕频频，脘腹胀满，寒热往来，身重如裹，身痛汗出，手足沉重，舌苔白厚腻浊，脉缓滑。辨证为寒湿发黄，邪伏募原。治以散寒利湿，开达募原，疏利湿浊。药用：茵陈60g，蜜附子10g，焦白术10g，干姜10g，炒苍术10g，葛根20g，虎杖30g，川朴10g，草果仁12g（去皮），焦槟榔10g。每日1剂，水煎服。

服第3剂后次日凌晨3时发热增重，冷汗浸浸，继而寒战抖擞，腹内剧痛，大便黄溏秽浊挟有碎石数十粒，其味奇臭，小便转清。6月2日复查肝功示：TTT6.5U/L，总胆红素197.8μmol/L，直接胆红素69μmol/L，间接胆红素128.8μmol/L，ALT 36 U/L，AST 56 U/L，HBsAg（-）。效不更方，连服10剂，身目黄染已退，与入院时判若两人，小便清，无寒热，饮食如常，舌淡、苔薄白，脉缓。6月13日，上方蜜附子加为15g，厚朴15g，草果仁18g（去皮），焦槟榔15g。连服10剂后，查肝功示：TTT 5U/L，总胆红素20μmol/L，直接胆红素11μmol/L，间接胆红素9μmol/L，ALT 25U/L，AST

25U/L，HBsAg（-）；B超示：肝脏结构正常，肝内毛细胆管无异常，肝内毛细胆管内强回声光点消失。于6月25日出院，1年后随访，体健已参加劳动。[田晓云，田雨河，武翠平.阴黄证从邪伏募原论治一得.山西中医，2002，18（4）：64]

（十六）肝硬化腹水

黄某，男，56岁，1994年9月4日就诊，慢性肝炎15年，肝硬化5年，近半月发热，西医诊断：肝硬化合并肝胆系统感染。用护肝疗法及抗生素治疗2周无明显好转。刻诊：面色晦暗，口唇周有疱疹数个，颈及前胸可见蜘蛛痣、肝掌、腹部膨隆，移动性浊音（+），自觉发冷、发热，下午重，一般体温在摄氏37.5℃～38.5℃左右，脘腹闷胀、纳呆、口干不欲饮，大便秘结，小便黄短，脉弦有力，舌质红绛，舌血腻少津。B超检查显示：肝硬化、脾大，肠内大量积气，腹水。中医辨证：温邪挟湿浊深入膜原，肝胆湿热蕴结，少阳不利，血瘀水积，治宜开达膜原，清热辟浊，祛瘀利水。方用达原饮加柴胡、苍术、泽兰、泽泻。处方：柴胡20g、草果15g、厚朴15g、槟榔15g、苍术15g、半夏15g、知母20g、黄芩30g、泽泻30g、泽兰20g、白芍15g、甘草10g。3剂，水煎服，每日1剂，早晚各1次。9月7日复诊，服药后大量排气，尿量增加，热退，腹胀明显减轻，食欲好转，按上方又投3剂，腹水消退，饮食正常，又投香砂六君子汤加减，方十余剂，临床治愈。[李忠惠，惠晓明.达原饮临床新用举隅.黑龙江中医药，1998，（4）：28-29]

（十七）慢性胰腺炎

蔡某，男，44岁，1995年9月13日就诊。患慢性胰腺炎1年余，多作西药治疗，效果不显著。近月余因饮酒加重，脘胀腹痛，泛呕嗳气，入夜难眠。近几日饮食入胃马上上腹疼痛加剧，往往中断进食。查右上腹明显压痛，无反跳痛，舌质红有瘀斑，舌苔白腻，脉弦数，大便不爽，日行2～3次，小便黄。中医辨证：湿阻中焦，湿邪化热，肝失疏泄，气机不利，血脉瘀滞。治宜疏利肝胆，除热化湿，理气行瘀。方用达原饮加味。处方：柴胡15g、白芍30g、厚朴15g、草果15g、知母15g、黄芩20g、半夏15g、甘草10g、槟榔

10g、枳实15g、延胡索20g、蒲黄15g、五灵脂15g、败酱草30g、蒲公英30g。3剂，水煎，早晚分服。服药后大量排气，脘腹胀痛减轻，进食基本不痛。按此方随证加减，连服45剂，B超复查，胰腺正常。[李忠惠，惠晓明.达原饮临床新用举隅.黑龙江中医药，1998，（4）：28-29]

（十八）胰头肿物

管某某，男，49岁，1994年7月15日初诊。突然发黄剧烈呕吐1日入院。急查B超示：胰头囊肿4.4cm×4.8cm×4.2cm，性质待定。血淀粉酶479.2U/L，尿淀粉酶980U/L。曾以抗生素治疗2周，黄疸加深，呕吐不止，日渐消瘦，要求会诊。刻下见症：身目黄如烟熏，四肢厥冷，寒热往来，寒甚热微，身痛黏汗，手足沉重，恶心呕吐，脘腹胀满，舌苔白厚腻浊，脉弦滑。结合脉症，辨为寒湿发黄，邪伏募原。治以散寒利湿，开达募原，芳香化湿。药用：茵陈60g，蜜附子10g，焦术10g，川朴10g，焦槟榔10g，草果仁15g（去皮），佩兰10g，肉豆蔻10g，黄芩10g，干姜10g，炒苍术10g，柴胡10g，藿香10g。连服3剂，黄退肢温，寒热不作，饮食有味，但仍恶心腹胀，上方加姜半夏10g，茯苓30g。5剂后黄疸消退，饮食增加。B超示：胰头肿物消失，结构正常；化验显示：血淀粉酶90 U/L，尿淀粉酶498U/L。1年后随访未见异常。[田晓云，田雨河，武翠平.阴黄证从邪伏募原论治一得.山西中医，2002，18（4）：64]

（十九）高血压病

尤某，女，48岁，2001年7月15日初诊。1年前因头晕到某院就诊，经检查诊为高血压病，间断服用西药降压，血压波动在130～170/90～100mmHg之间。1年来，头晕头沉、脘腹胀闷，食少恶心，心烦急躁，症状随血压升降而时重时轻，即使测血压正常时，症状仍不消失，曾服用温胆汤、泽泻汤、天麻钩藤饮等效果不佳。现全身无力，大便略干，舌红，苔黄厚腻，脉弦数有力。证属湿热之邪阻于膜原。治当辟秽化浊，开达膜原。用达原饮加味治疗。处方：槟榔15g，厚朴15g，草果15g，知母10g，白芍10g，黄芩18g，丹皮10g，栀子10g，代赭石（先煎）20g，枳实12g，焦三仙各20g，甘草

5g。5剂，水煎服，每日1剂，早晚各1次。7月18日复诊，头晕、烦躁、恶心基本消失，脘腹胀闷减轻，食量增加，效不更方，继进6剂，诸症消失。连续三个月随访，未服降压药，血压波动在110～130/70～90mmHg之间。

按 本案所见为高血压病，其临床表现为湿遏热伏，踞于膜原，汗之不宜，下之不可，邪伏不出，郁而化热，而形成高血压病。诸临床表现，恰合达原饮之证机，加丹皮、栀子、代赭石合黄芩有利于清解肝经郁热，加枳实、焦三仙以助槟榔、厚朴、草果消食导滞，破气除满。[刘剑钢.异病同治话达原（饮）.光明中医，2006，21（1）：28-29]

（二十）淋证

杨某某，男，75岁，1981年7月20日初诊。病人10天前被大雨淋后，憎寒壮热，经治疗寒热暂退。近日小便频数短涩，色黄浊滴沥刺痛，痛引腰腹，时作寒热，腹胀便秘，舌红苔腻，脉弦滑数。证属邪伏膜原，郁化湿热，注滞下焦，膀胱气化失司所致之湿热淋，治以开原达邪，清热利湿，理气通便，拟达原饮加味治之。处方：槟榔、香附各15g，厚朴、知母、黄芩、大黄各12g，草果仁9g，白芍20g，甘草3g，滑石、白茅根各30g。3剂。7月24日复诊：服药后，小便较利，痛轻，大便通，腹胀消。邪有出路，守方加减。上方去大黄加黄柏、萆薢、延胡索各12g，4剂。服上方后，小便通畅，尿色淡黄，痛止，寒热愈，舌脉正常。又续服24日方2剂，以固疗效。

按 本例因淋雨而外感寒湿，病经十天，邪伏膜原，故见寒热，邪不得解，郁久化热，湿热互结，注滞下焦，蕴积膀胱，气化失司则小便短数刺痛，湿热阻滞，腑气不通则腹胀便秘。故用达原饮理气而开达膜原，清热而祛湿化浊，加黄柏、滑石、萆薢、白茅根以清热通淋，膀胱主气化故取香附、延胡索，用大黄通便使邪得以前后分消。凡邪留日久，必伏膜原，治则开达膜原，祛其伏邪，浮邪随除。所以在开原达邪的基础上加以清热通淋之品则效速功倍。[宋超典.达原饮治愈淋证一例.河南中医，1982，（2）：30]

（二十一）慢性肾功能衰竭

病人某，男，53岁。2006年5月22日初诊。病人有慢性肾炎史10余年，肾功能损害 4 年多，来诊前在某西医院查肾功能，SCr：831μmol/L，BUN：24.7mmol/L。Hb：92G/L。尿检：PRO：（++），BLD：（++），尿沉渣镜检：RBC：8～12/HP。症见口干口苦，恶心呕吐，头晕不清，心慌胸闷，大便不畅，尿量尚可，舌苔浊腻而厚，质紫绛，脉弦。为其处方：槟榔 12g，厚朴 10g，草果 10g，赤白芍 15g，知母 10g，黄芩 10g，生地黄 15g，水牛角丝（先煎）30g，牡丹皮 10g，生大黄 6g，茵陈 15g，荷叶 15g，水蛭 6g。7 剂，每日 1 剂，水煎取 300ml，分 3 次温服。1 周后复诊，诸症有所减轻，舌苔见化，再以上方续服 2 周。三诊时证候大减，恶心呕吐基本消除，大便日 2～3 次，畅通，偏稀，舌苔较前明显变薄，但仍属厚腻，脉亦较缓和。续用上方服 1 周后，复查肾功能，SCr：743μmol/L，BUN：18.5mmol/L。Hb：96G/L。后病人让当地的医生以笔者开的处方为主，稍作随证加减后服用，SCr 降到 526μmol/L。

按 秽浊之邪明显，舌苔厚如积粉，舌质紫绛者，达原饮合犀角地黄汤。慢性肾衰的后期，舌苔也多是浊腻或厚如积粉的，虽然吴又可所指的温疫感受的是外界的"疠气"，即秽浊之气，慢性肾衰的秽浊之气是内生的，但二者的秽浊之性则同，而常规的汗下之法确实难以取效，非芳香逐秽不可。慢性肾衰时如果舌苔厚腻与舌质紫绛并见，说明秽浊郁积的同时有血分瘀热，其本质为湿郁化浊，浊郁化毒，毒入血分，在用达原饮逐秽浊的同时，用犀角地黄汤凉血散血，可以提高疗效。[肖相如. 再谈慢性肾功能衰竭的治疗经验. 中华中医药杂志，2011，26（3）：510-512]

（二十二）失眠

邵某某，女，30 岁，售货员，1972 年 6 月来诊。自述 1971 年 12 月间，洗浴后临窗受风，当即感觉背不适。数日后头晕加重、食欲不振。又月余，渐至心烦、失眠、思维不能条理、困倦乏力。至今不能坚持工作已四月。曾服西药镇静剂及中药补气之人参、活血之红花等，均无明显效果，且日趋严重，每天只能进食约三两，入睡不足三小时。就诊时其脉弦而略数，舌苔薄腻，黄色淡白无华，言语快而多重复。细询之，知其尚有轻度往来寒热之症状。此属外邪久恋而留于半表半里之间，故见往来寒热、头晕脉弦。膜原附近于胃，病久而波及胃腑，胃不和则失眠、纳减、困倦。胃不能布达津液，则痰浊内生，扰于神明，故苔腻、心烦、思维不能条理等症相继而生。乃以达原饮加味方（厚朴 8g，槟榔 10g，黄芩 12g，白芍 10g，知母 12g，甘草 6g，草果 6g，常山 6g，菖蒲 10g，远志 10g），试投 3 剂。四日后复诊，自述诸症已十去其六，原方再进 2 剂愈。至今十余年未曾复发。[王洪图. 达原饮加味治疗失眠一得. 中医杂志，1984，（3）：51]

（二十三）头痛

杜某，男，20 岁。头痛 1 周，头痛昏蒙，胸脘满闷，呕恶痰多，口干，便溏，舌暗红苔白厚，脉滑。治以开达膜原、逐邪外出，方用达原饮加减。厚朴、僵蚕、知母各 10g，槟榔、蝉蜕、甘草各 6g，草果 6g（后下），白芍、天花粉、黄芩、菊花各 15g，苡仁 30g。1 日 2 剂。连服 7 天后诸症消失。

按 湿温初起，湿热秽浊之邪郁于膜原，阻遏阳气，气血运行不畅，清窍不利，脉络绌急而头痛。达原饮方中厚朴、草果、槟榔直达膜原而除湿浊，黄芩清泄余热，知母、白芍滋阴和血，蝉蜕、僵蚕搜邪外出，苡仁清除湿热，菊花清利头目。全方燥湿清热、通畅气血，使痰热消、浊阴降、清窍得清而头痛止。[黄坚红，钟嘉熙. 钟嘉熙治疗头痛经验. 实用中医药杂志，2007，23（7）：458]

（二十四）癫证

余某某，女，35 岁，农民，1984 年 11 月 22 日初诊。一年前，因患"精神分裂症"住某精神病院治疗二月，病情好转出院。继后不久，旧恙再发，经中西医多方治疗罔效而求余诊治。症见沉默痴呆，语无伦次，时而喜笑不休，时而哭啼无常，终日不思饮食。自诉：心中懊恼，头项昏蒙，胸脘满闷，欲作干呕。舌质红，满舌白厚腻苔，脉沉伏。证属癫证，乃湿痰秽浊郁伏膜原，蒙蔽心包而致。治宜疏利膜原，化湿辟秽兼调神养心。拟吴氏达原饮加味治之。处方：槟榔 15g，厚朴 15g，草果 10g，黄芩 10g，甘草 5g，知母 12g，白芍 12g，石菖蒲 15g，远志 10g，合欢皮 12g，夜交藤 12g，广藿香 10g。

水煎服。服药二剂，病人来诊，前症减轻，腻苔渐化，已能纳食。效不更方，守原方略增减治疗半月，舌上白厚腻苔已净，诸症亦随之消失。随访半年未发。[何建业.达原饮治疗癫狂一得.黑龙江中医药，1986，(5)：35]

(二十五) 狂证

朱某某，男，38岁，工人，1985年2月26日初诊。始发狂病已月余，语言颠倒，叫骂不休，彻夜难寐。经用中西各种药物治疗效果不佳，来我科就医。诊见动而多怒，狂躁不宁，骂詈叫号，不食不眠，面红目赤，大便秘结，已数日未行。舌红少津、苔黄厚腻满布全舌，脉弦数有力。证属狂证，系实邪壅积胃腑，心神被扰所致。治当透达膜原，泻热通腑，釜底抽薪捣其窝巢之害。拟达原饮清热泻下之品。处方：槟榔15g，厚朴15g，草果10g，黄芩12g，甘草5g，知母15g，大黄15g（后下），黄连10g，栀子15g，郁金15g，竹茹12g。水煎服。1剂后，大便通利，更投2剂，舌上黄厚腻苔减少，病人精神渐安。将前方去大黄加石菖蒲连进5剂，黄厚腻苔已去，症情日见好转，不数日，狂躁悉平。继以仲景小柴胡汤加减数剂调治善后，诸症告痊。[何建业.达原饮治疗癫狂一得.黑龙江中医药，1986，(5)：35]

(二十六) 脑梗死

苗某，男，52岁，2002年8月22日初诊。3月前的一天早上起床时，突感左侧肢体无力、活动不灵，经CT检查，诊断为右侧底节区脑梗死，给予溶栓、扩管及营养脑细胞药物治疗后好转。同时伴见全身沉困，左侧肢体尤甚且时时疼痛，脘部闷胀，纳呆食少，乏力易汗，舌边尖暗红，苔白厚腻，舌根厚积尤甚，脉弦数有力。已服补阳还五汤加减9付，效果不佳。证系湿痰秽浊伏于膜原。嘱停用阿司匹林、潘生丁等，方用达原饮加味。处方：槟榔、厚朴、草果各12g，知母10g，赤芍18g，白芍10g，黄芩18g，防己10g，地龙30g，川芎10g，当归12g，桃仁12g，红花12g，焦三仙各30g，丹参30g，甘草6g。水煎服，每日1剂。10剂后，肢体无力、活动不灵明显好转，疼痛消失，可不用人搀扶依仗平稳行走，信心大增，脘部闷胀、纳呆食少也明显减轻，仍感全身沉困，乏力易汗，上方加黄芪30g，24剂后各种症状完全消失，一如常人，可参加各种体力劳动。

按 本案所见为脑梗死所引起的左半身不遂，屡用中西药效差。其证系素体气虚，湿热痰浊壅闭，邪阻膜原，流窜经隧，络脉瘀滞，治以达原饮合补阳还五汤辟秽化浊，开达膜原，化瘀通络。前期痰浊湿热内盛，为免助邪，故暂弃黄芪不用以观病情机转。后邪势衰减，虚象渐显，故加黄芪以理素体之气虚。因痰瘀互结，单予补阳还五汤补气化瘀通络，故难取效。[刘剑钢. 异病同治话达原（饮）.光明中医，2006，21（1）：28-29]

（二十七）关节炎

1. 类风湿关节炎 陈某某，男，54 岁，农民，于 2007 年 3 月 6 日诊。自诉双手关节突然对称性红肿疼痛，晨僵超过 1 小时，伴全身酸痛，呈游走性。西医诊断为类风湿关节炎急性发作期。诊见：面红，口苦，手指关节对称性红肿，屈伸不利，僵硬变形，便秘，舌质深红，苔白厚腻，脉滑数。证属湿热壅滞，经络不通。治以清热利湿，消肿通络。方用达原饮加减：槟榔、知母、厚朴、白芍、黄芩各 18g，威灵仙、山栀、木瓜各 12g，生薏苡仁、土茯苓各 30g，草果、甘草各 6g，药后诸症减半，说明药已切中病机；二诊后诸症完全缓解。此后，每当病有再发之势，就进服几付，常常获效。

按 中医学认为，类风湿性关节炎属中医学"历节"、"尪痹"。惟湿热内侵经络，流注筋骨，深伏关节膜原，呈湿热俱盛型。故用《温疫论》中达原饮清利湿热，荡涤痰湿。加木瓜、威灵仙疏经通络，土茯苓、生薏苡仁、山栀加强清热利湿之力，诸药合方使湿热祛，筋骨舒，经络通，而诸症自愈。[张莉，安军.达原饮的临床治验.贵阳中医学院学报，2010，32（6）：61-62]

2. 痛风性关节炎 张某某，男，46 岁，经理，于 2009 年 2 月 7 日诊。诉右脚跖趾关节红肿灼痛 5 小时。病人晚餐时曾饮啤酒约 1 公升，并进食大量肉食，凌晨 4 时许，右脚突然烧灼样红肿，疼痛难忍，不能触摸。化验室检查血尿酸 509μmol/L，B 超示：右肾 0.3cm 结石，曾因同样原因发作过一次，诊断为痛风性关节炎。诊见：肥胖型体型，痛苦面容，脚痛难忍，舌边深红，舌根苔黄秽腻，舌下脉络青紫，脉滑数有力。证属热毒炽盛，湿滞脉络。治拟宣热泻火，利湿化浊通络。方用达原饮加减：槟榔、赤芍、厚朴、黄芩、知母各18g，草果、甘草各6g，玄参、黄柏、苍术、川牛膝各12g，生薏苡仁、生地、土茯苓、金银花、连翘各30g，三七粉冲服3g。一诊5剂后诸症明显减轻，红肿消退，疼痛减轻。此后再有复发迹象时，间断服用，仍然有较好的效果。

按 痛风性关节炎是嘌呤代谢紊乱所致的全身性疾病，当急性发作时，来势迅猛，甚至导致病人生活不能自理。此时属热毒炽盛实证，热伏关节，夹湿夹痰，蔽阻经络关节，故用达原饮宣热泻火，利湿化浊，加用苍术、黄柏、生薏苡仁、川牛膝，取四妙散之意，引湿热下行。再加土茯苓、金银花、连翘、生地、玄参，共同加强清热泻火、利湿凉血之功，三七粉冲服，加强活血通络止痛之力。诸药合方使火泻、湿祛、肿消、瘀散而体安。[张莉，安军. 达原饮的临床治验. 贵阳中医学院学报，2010，32（6）：61-62]

（二十八）痰核流注

李某，女，36岁，2003年8月10日初诊。周身起包块，以臀部为主已3年。3年前8月初，无明显诱因全身起包块，以下肢尤甚，臀及膝关节较多，大小不等，最大直径2cm，近似圆形，皮色不变、较粗糙，按之较硬且痛，日久破溃，有白色黏液流出，无特殊气味，约1月可自然收口。曾就诊于省内各级医院，并经病理检查，未有明确诊断，服中西药年余，效不佳而转余诊治。

诊见：病人表情痛苦，神情倦怠，面色少华，肌肤欠温、较粗糙，臀及髁关节见多处肿块，突出皮肤表面，表皮色黄，触之较硬且痛，并见多处色素沉着，舌质暗淡、苔白腻，脉滑。妇检：外阴大、小阴唇均见色素沉着，有约1cm×1cm大小肿块突出，触之疼痛。阴道通畅，分泌物量多、色白，宫颈光滑，子宫前位，双附件无压痛。诊断为痰核流注。证属痰湿内阻，流注肌肤。治以行气化痰，方以达原饮加减。处方：厚朴、柴胡、黄芩、陈皮、黄连各10g，草豆蔻、槟榔、知母、石菖蒲、青皮、五加皮、桑枝、白芍各15g，甘草5g，茯苓、白术各20g。4剂，每天1剂，水煎服。二诊：带下明显减少，包块缩小，无新包块形成，效不更方，继原方加减连服 20 剂治愈。1 年后随访未见复发。

按 达原饮原为邪伏膜原而设。本例病人痰核流注日久不愈，可谓痰热深伏，但其发病部位不在膜原，而在周身肢体。方中以槟榔祛伏邪、除瘴气，厚朴行气破庚气所结，草豆蔻除伏邪盘错，三药合用，药力直捣巢穴，使邪气溃败，速离膜原；茯苓、白术、白芍、陈皮健脾除痰；青皮、石菖蒲、黄连、知母、甘草助清热化痰之力；五加皮、桑枝祛风除痰，柴胡、黄芩清膜原痰热，引邪而达少阳、太阳。诸药合用，使气机调畅，内外畅通，痰热化，痰核除，标本同治，故收显著效果。[张颖. 妇科验案 2 则. 新中医，2006，38（1）：89]

（二十九）急性球后视神经炎

男，16 岁，学生，于 1991 年 5 月 23 初诊。自叙两眼视力急剧下降伴球后牵引痛十余天，曾经中西医治疗（药物不详）七天未见好转，视力仍继续下降，并感头晕痛，纳差，脘腹胀满。查见病人面色白，营养欠佳，精神萎靡。舌苔厚腻、白如积粉，舌质红、有瘀斑，脉濡缓无力。眼科视力右 0.3，左 0.05，球后按压痛，瞳孔双侧中等散大，光反应迟钝，眼底检查见双侧视网膜水肿，视乳头模糊，边界不清，隆起 3PD，中心凹反光均消失，余无特殊。

诊为双眼急性球后视神经炎，症属湿浊困遏膜原，气机失调，阳气郁而不升，致津液气血不能向上敷布，而使目窍失养。治予透达膜原，宣散水湿，开启目窍。方以达原饮加减，药用：厚朴 10g，草果 10g，黄芩 15g，柴胡 12g，石菖蒲 10g，藿香 10g，知母 15g，白芍 10g，桂枝 10g，槟榔 12g，川芎 20g，丹参 20g，王不留行 20g，以生姜三片，大枣 3 枚为引，每日 1 剂，水煎服；西药给予泼尼松、复合维生素 B、肌苷、地巴唑口服。治疗五天后视力右眼提高到 0.5，左眼 0.1，诉头晕痛消失，球后牵引痛及腹胀减轻，舌苔变薄，药已中的，原方去桂枝，余药不变。十日后视力右 0.7，左 0.9，眼底见视网膜水肿消失，视神经乳头清晰、色淡，中心凹反光均可见，两侧视网膜可见散在渗出物沉着，右侧偏胜，原方加菟丝子 20g，五味子 20g。治疗一月后右眼视力 0.8，左眼 1.0，舌脉正常，余症悉消。随访至今，视力巩固，未再复发。

按 急性球后视神经炎为眼科急症，因其发病急、预后差、易复发临床上常无良法，中医常规治疗，多从气血虚弱、肝肾不足和气滞血瘀论治。而本例病人由于湿浊侵袭，膜原被困，疏泄失调，气血津液无以上供，非透达膜原不能奏效，故笔者选用达原饮，用其疏利湿邪，辟秽化浊，清湿中蕴热，燥湿宣中，佐桂枝解肌发表，托邪外出，加川芎、丹参、王不留行活血去瘀，开启玄府而收效。透达膜原本为治疗温病之特殊治法，而笔者舍其常规用其治疗球后神经炎取效，充分体现了中医辨证论治的奥妙所在，同时，也显示了中医在治疗急症中的作用。[张长银，陈伦志. 急性球后视神经炎治验报告. 中西医结合眼科，1994，（2）：121]

（三十）黑苔

张某，女，69岁。1990年7月2日初诊。病人自1985年以来，每年梅雨季节均出现黑苔，持续1月左右。曾先后用多种中西药物治疗罔效。此次出现黑苔已1月有余。刻诊头昏沉重，倦怠乏力，胸脘痞闷，恶心作泛，舌如布裹，纳谷不香，大便溏，小溲短赤，舌苔黑腻，脉濡滑。此乃内外湿邪相搏，伏于胸膈。治拟开达膜原法。处方：厚朴10g，槟榔10g，草果10g，藿香10g，佩兰10g，陈皮10g，法半夏10g，黄芩6g，知母6g，茯苓15g，甘草2g。7剂服完，症状大减，黑苔已退。嘱其原方续服7剂，以巩固之。随访3年，未再复发。

按 病人肥胖，乃痰湿之体，加之梅雨季节，湿邪入侵，内外之湿，伏于胸膈，上熏于舌，以致出现脘痞胸闷，舌苔黑腻。达原饮中加入藿香、佩兰、陈皮、法半夏，以加强芳香辟秽、化痰祛湿之效，药达病所，故收效颇为迅速。[胡鸿明. 黑苔从痰伏膜原论治三则. 江苏中医，1999，20（10）：33]

【临床应用】

（一）湿热郁遏之病毒感染性发热

治疗42例，总有效率100%。服药最少者3剂，最多者12剂。药用：槟榔 20g，厚朴 10g，草果 9g，知母 15g，白芍 20g，黄芩 15g，甘草 3g。加减：邪传少阳，恶寒发热明显者加柴胡；邪传太阳，表证明显者加羌活；邪传阳明，发热重恶寒轻者加葛根；邪传入里，出现腹泻、便秘，苔黄者加大黄。舌无苔者或舌苔出现白燥或黄燥者禁用。[高蓉，柳涌.达原饮治疗病毒感染性发热 42 例.中国中医急症，2007，16（11）：1357]

（二）癌性发热

治疗 42 例，连续服药 7 天，总有效率 73.8%。药用：槟榔 15g，黄芩 15g，厚朴 10g，白芍 15g，知母 10g，柴胡 15g，生地 20g，丹皮 10g，甘草 5g。加减法：脾虚气弱者，加黄芪、百合、生山药；肝郁气滞者，加郁金、佛手、当归；湿热蕴结者，加黄柏、苍术、虎杖；阴虚火旺者，去厚朴，加地骨皮、玄参、麦冬、秦艽。[申建中.达原饮加减治疗癌性发热 42 例临床观察.2010，42（4）：36]

（三）病毒性脑炎

治疗 21 例，总有效率 90.5%。服药时间最短为 3 天。药用：槟榔、草果、黄芩、知母、芍药各 6g，厚朴、甘草各 3g，随症加减：热伤津液不显去知母、芍药；苔不白厚腻去草果；热重于湿加生石膏、柴胡、金银花；兼表证，头痛明显加香薷、藿香、石菖蒲；恶心呕吐加陈皮、竹茹、半夏；咳嗽明显加生侧柏叶、杏仁、象贝；咽痛加射干、青黛；食滞不化加焦山楂、神曲、鸡内金；嗜睡肢倦加滑石、生薏苡仁。[陈蓓华.达原饮治疗 21 例病毒性脑炎的体会.中国中医急症，1999，8（4）：188]

（四）急性支气管肺炎

中西医结合治疗 31 例，治疗 14 天，总有效率 96.8%，痊愈率 87.1%。药用：厚朴（后下）、草果（后下）、白芍、知母各 9g，黄芩 15g，贯众、柴胡各 12g，生石膏（先煎）30g，槟榔、甘草各 6g。[梁桥秋.中西医结合治疗急性支气管肺炎 31 例疗效观察.新中医，2005，37（7）：59]

（五）肺脓肿

治疗 23 例，7 天为一疗程，服药 2 个疗程。总有效率 95.65%。在西医常规治疗的基础上，以达原饮加减：黄芩 15g，槟榔 15g，厚朴 10g，草果 10g，金银花 15g，蒲公英 30g，地龙 15g，蝉蜕 15g。随症加减：高热口渴者，加用生石膏、栀子；痰壅气急者，加用葶苈子、海蛤壳；脓液偏多，不易排出者，加薏苡仁、桔梗；胸胁疼痛剧烈者，加广郁金、当归须；出现水饮者，加用生牡蛎、丝瓜络；久则气虚者，加党参、黄芪。［曾仕富，左明晏.达原饮加减治疗肺脓肿 23 例.中国中医急症，2012，21（11）：1865］

（六）结核性胸膜炎并胸腔积液

在西医常规化疗的基础上，运用达原饮加减治疗 53 例，30 天为一疗程。坚持服药 6 个疗程。总有效率 88.67%。药用：槟榔、厚朴、草果、黄芩、知母、白芍、干姜、丹参、百部。临床加减：发热恶寒者，加用柴胡、银柴胡；口苦干呕者，加用黄连、法半夏、生姜；胸胁疼痛剧烈者，加白芥子、当归须、郁金、赤芍；水饮不净者，加用路路通、通草、生牡蛎、泽泻、丝瓜络；阴虚口干者，加用北沙参、麦冬；兼有气虚、神疲、气短、出汗、面色黄白者，酌加太子参、黄芪、五味子。［左明晏，许从莲，陈杰.达原饮加减治疗结核性胸膜炎胸腔积液 53 例.中国民族民间医药，2012，（11）：80］

（七）胆肠 Roux-Y 吻合术后逆行性胆道感染

治疗 25 例，有效率 96%。药用：槟榔、柴胡 15g，草果、大黄（后下）各 6g，厚朴、知母、芍药、黄芩、半夏、枳实各 9g。［张嵩，燕勇.中西医结合治疗胆肠 Roux-Y 吻合术后逆行性胆道感染 25 例报道.甘肃中医，2001，14（5）：28-29］

（八）湿阻三焦型失眠

治疗 32 例，疗程均为 1 个月。疗效与艾司唑仑相近。药用：槟榔 15g，厚朴 10g，草果 10g，知母 10g，木香 15g，杏仁 10g，通草 20g。心悸，加用柏子仁 30g；纳差，腹胀，加用茯苓 10g，砂仁 15g；易怒，情绪不稳，加用柴胡 10g，黄芩 4g。每日 1 剂，每日 3 次。［杨东东，陈寒冰.达原饮治疗失眠的临床观察.四川中医，2010，28（6）：74-75］

（九）湿浊型 2 型糖尿病

治疗 21 例，共服用 14 天，总有效率为 86%。药用：槟榔 10g，厚朴 10g，白芍药 15g，黄芩 10g，知母 10g，草果仁 10g，甘草 6g。［鹿根启. 达原饮加味治疗湿浊型 2 型糖尿病 21 例. 河南中医，2010，30（12）：1233-1234］

（十）荨麻疹

治疗 14 例，疗程 4 周，有效率 90%，复发率 23%，优于西替利嗪组。药用：槟榔、厚朴、知母各 10g，草豆蔻（后下）4g，芍药 15g，黄芩 12g，甘草 6g，柴胡、荆芥、防风各 10g。［杨瑞海，林少健. 达原饮加减治疗慢性荨麻疹疗效观察. 辽宁中医杂志，2004，31（3）：223］

（十一）春季结膜炎

湿浊郁遏脉络之伏邪上犯，郁遏脉络，气滞血瘀而成。14 剂为一疗程。显效 62%，有效 38%。药用：黄芩 3～6g，知母 6～10g，厚朴 6～10g，槟榔 3～10g，草果 3～6g，甘草 3～6g，白芍 3～10g。湿热重者加苦参 6～30g，黄柏 3～10g，寒湿者加苍术 6g，白术 10g，羌活 3～6g，防风 3～6g，病程长，结膜呈污棕色者加红花 3～6g，荆芥 3～6g。［洪振森. 达原饮加味治疗春季结膜炎. 中国中医眼科杂志，1998，8（2）：116］

【临证提要】

本方为吴又可治疗邪伏膜原的基本方。吴又可根据邪气分传表里之不同，提出了一系列加减法：胁痛、耳聋、寒热、呕而口苦，此邪热溢于少阳经也，本方加柴胡一钱；腰背项痛，此邪热溢于太阳经也，本方加羌活一钱；目痛、眉棱骨痛、眼眶痛、鼻干不眠，此邪热溢于阳明经也，本方加干葛一钱。早服达原饮一剂，午前舌变黄色，随现胸膈满痛，大渴烦躁，此伏邪即溃，邪毒传胃也，前方加大黄下之。

达原饮自创立以来，颇受历代医家推崇，其演变方也较多，如刘松峰（《松峰说疫》）之松峰达原饮，即原方去知母、黄芩，易以黄柏燥湿，栀子泻火，加茯苓利小便，加强清热利湿之功。樊开周新定达原饮（《广温热论》）即原方去芍药，加枳壳、焦山栀、豆豉、鲜荷叶、六一散，并加芦根一两、细辛二分煎汤代水，以加强清化理气之功。雷丰（《时病论》）之宣透膜原法，即原方去芍药，加藿香、半夏、生姜，加强燥湿化痰之力。薛生白（《湿热病篇》）之湿热遏阻膜原方，即原方去知母、芍药、黄芩，加柴胡、藿香、苍术、半夏、石菖蒲、六一散，以增强清化湿热之功。俞根初（《通俗伤寒论》）之柴胡达原饮，原方去知母、白芍，加柴胡、枳壳、青皮、桔梗、荷梗，以增强理气宣达之力。以上方剂俱可临证根据病情选用。

本方今用于各种发热性疾病的治疗，卓有疗效。张士卿用达原饮化裁治疗小儿疫毒或湿热夹滞发热，用抗菌素治疗无效者。临床应用时，以发热、腹胀、大便干或便稀不爽、舌微红、苔白或黄厚而燥腻为诊断要点。如脾失健运、脘腹胀甚者，可加苍术、枳壳、陈皮；内有积食者，加焦三仙、鸡内金；胁痛，呕而口苦，柴胡、延胡索；高热者，加石膏；恶心呕吐者，加竹茹；汗多者，加丹皮、浮小麦；头身痛、畏寒重加羌活、防风；肺气不宣、咳嗽者，加杏仁、炙麻黄；外感热毒、咽喉肿痛者，加银花、连翘、射干、僵蚕、牛蒡子；暑湿内伏者，加藿香、佩兰；鼻塞者，加苍耳子；口唇干者，加芦根；咳嗽痰多者，加桔梗、瓜蒌皮、莱菔子；若邪郁少阳胆腑，枢机不利，合蒿芩清胆汤；若胃浊不降、郁热内生，则合升降散。[万亚雄，张士卿. 达原饮治疗小儿发热经验探讨. 中国实用医药，2008，3（6）：82-83]

本方也可用于多种内伤疑难杂症，其要点在于病机，只要有脾胃失和、痰湿壅阻或湿热内蕴，内外、上下气机不畅，均可应用本方。故临床报道，消化系统疾病、神经精神系统疾病等，本方应用颇广。

达原饮对便秘有较好疗效，临床可用于湿秘，即湿邪阻滞，大肠气机不畅。其临床特点是：大便排出困难，便后有大便不尽感，不甚干结，伴或不伴腹胀，舌苔白厚腻或厚浊甚至如积粉。血瘀者，加活血之莪术、桃仁；脾虚者，加白术。[梁自平，冯汉财，陈延. 达原饮治疗湿阻便秘经验略谈. 中国实验方剂学杂志，2010，16（10）：227]同时，达原饮也可治疗腹泻，其症常见身热，口渴，头痛身痛，腹痛腹胀，泻下粪便色黄而臭，泻后腹痛减轻，小便少，舌苔黄腻，脉滑数。以上充分体现了中医辨证论治的特色。

本方也可用于黄疸的治疗，热重于湿，合茵陈蒿汤。湿邪久困，脾虚者，合香砂六君子汤，或参苓白术散。

对于癫狂、失眠，病久或痼疾邪气藏伏膜原，心脑受扰，神无所依，均可予达原饮疏利透达盘结膜原之邪，而使病情缓解，临证使用勿拘泥吴氏成规，但见舌上腻苔即可，常是苔退症减，苔净病瘥。王洪图认为，遇有严重失眠者，虽无半表半里之象，但见伴有脾胃失和，痰热内扰之征者，温胆汤无效，可选用该方。

此外，需要注意的是，用此方治疗时，一般草果剂量不宜过大，以恐苦燥伤津。若病人系阴虚之体或温病入营血者本方当慎用。

～三 消 饮～

【来源】《温疫论》上卷。

【组成】槟榔 草果 厚朴 白芍 甘草 知母 黄芩 大黄 葛根 羌活 柴胡

【用法】姜、枣煎服。

【功效】透达膜原，解表通里。

【主治】三阳现证，邪渐入胃，舌根先黄，渐至中央。

【方解与方论】

本证因邪伏膜原，表里分传，故用达原饮宣透膜原，加羌活、葛根、柴胡解三阳经表之邪，大黄通下里热。

吴又可云："舌根渐黄至中央，乃邪渐入胃。设有三阳现证，用达原饮三阳加法。因有里证，复加大黄，名三消饮。三消者，消内消外消不内外也。此治疫之全剂，以毒邪表里分传，膜原尚有余结者宜之。"

【验案精选】

（一）湿温

女，21 岁，1989 年 9 月 14 日初诊。2 天前始感身体不适，昨日下午出现恶寒发热，头痛，肢体酸沉，口渴不欲饮，胸膈满闷，恶心不欲食，时有微汗出。刻诊：但热不寒，小便短赤，舌质红体胖大，苔薄白而腻，脉濡数。体温 38.5℃。诊断：湿温。治宜驱逐温邪，除湿化浊。方用达原饮加减：槟榔、厚朴、黄芩、白芍、知母各 10g，陈皮 6g，草果仁、甘草各 3g。日 1 剂，水煎 2 次分服。服药 3 剂，其证不减，反出现腰背项痛，眉棱骨痛，口苦，苔白如积粉满布，脉弦数。脉症合参，为邪热表里分传。方用三消饮加减：槟榔、厚朴、黄芩、白芍、知母、柴胡、羌活、葛根各 12g，大黄 20g，枳实、陈皮各 10g，草果仁、甘草各 3g。服药 1 剂大便泻下 3 次，诸症均减。原方又服 2 剂，症状完全消失。继服清燥养营汤 3 剂以善其后。

按 本案为湿温兼有三阳经症状，因而用达原饮治之不效，改用三消饮治疗。以达原饮消膜原之邪，加大黄、枳实消入里之邪，加羌活、柴胡、葛根消在表之邪，合而治之病愈。[苏东升，康健.康子澄老中医运用达原饮的经验.山东中医杂志，1996，15（4）：174-175]

（二）先寒发热

单某，男，62 岁，矿区退休工人。1980 年 10 月 5 日来诊。病人近半月来，午后四时左右即先寒后热，体温 38.5℃～39.5℃之间，每次发作持续三小时左右，即自行热退。退热后形如常人。血检疟原虫两次，均为阴性，白细胞 $4×10^9$/L。拟诊：病毒感染？发热原因待查。经用病毒灵、维生素 C、银翘解毒片、板蓝根注射液、庆大霉素等十余天，午后寒热如故，遂来我处中药治疗。诊时正值恶寒后发热之际，见面红如醉（体温 39.5℃），自诉热时伴前额疼痛，口干不欲饮，热退后饮食、二便正常，观舌淡苔白厚腻，切脉数而有力，证属邪伏募原，即仿又可三消饮法，以达原饮加干葛 15g、柴胡 10g，三剂而热退身安。

按 居住山区，山岚瘴气独盛，感之而盘踞募原，用达原饮疏利透达，使邪速离募原，故应手而效。笔者体会，凡不明原因之午后憎寒发热，舌苔厚腻或如积粉者，此方最为相宜。[钱元鹏. 疏达募原法治验两则. 江西中医药，1984，(4)：30]

(三)急性坏死性小肠炎

沙某某，男，20岁。二十余天前，突发寒战，继之高热，头身酸楚，脐周疼痛，陈发性加剧，呕恶时作，泻下稀水。近10天排暗红色血便，检查可见腹部压痛、肌紧张及反跳痛，大便潜血(+++)。曾诊为急性坏死性肠出血，给予抗生素及对症治疗，并应用淋巴细胞转移因子，迭治罔效。仍憎寒，壮热，腹痛拒按，腹肌紧张，恶心呕吐，深红色血便，咽干口渴，舌质红，苔黄白而腻，脉弦数。此邪居膜原，表里分传，正邪争持，勿拘泥于时日羁延，拟三消饮加减以溃散之。生白芍50g，黄芩40g，知母15g，甘草5g，川朴10g，槟片15g，柴胡10g，葛根15g，青蒿15g，薄荷10g，延胡索10g，陈皮15g，银花15g，水煎服。服药三剂，已无憎寒壮热，腹痛亦减，大便色仍黑，脉仍数。已见转机，勿用更张，继服四剂，诸症悉减，仍见腹痛，纳呆，共服药20余剂，痊愈出院。[苏建. 邓维滨学术经验简介. 吉林中医药，1983，(6)：12-14]

【临证提要】

本方宣透膜原，解三阳之邪，攻逐入里之热，故吴又可谓之治疫全剂。今临床用于发热性疾病的治疗，凡发热服他药无效，苔根由白转黄，或黄白相兼，可用此方。若见发热，便秘，腹胀满，舌质红，苔黄燥，可去葛根、羌活、柴胡，加枳实。邓维滨认为，本方的使用要点是：头身疼痛，目痛，鼻干，寒热，胁痛口苦，胸膈满闷，腹痛便秘或腹泻，舌质红，舌苔白，只要无明显咽喉肿痛，咳嗽，喘促等肺卫证候，均可使用。临床常去草果之燥烈，加银花、连翘、板蓝根等清解。

关于方中大黄的使用，吴又可强调："但见舌黄、心腹痞满，便于达原饮加大黄下之。设邪在膜原者，已有行动之机，欲离未离之际，得大黄促之而下，实为开门祛贼之法。"

❧ 芍 药 汤 ❧

【来源】《温疫论》上卷。

【组成】 白芍一钱　当归一钱　槟榔二钱　厚朴一钱　甘草七分

【用法】 水姜煎服。

【功效】 行气和血。

【主治】 腹痛不止，欲作滞下。

【方解与方论】

本证因气滞血瘀所致，故用槟榔、厚朴行气止痛，当归、白芍养血和络，甘草和中缓急。

【验案精选】

下痢

张昆源正，年六旬，得滞下。后重窘急，日三四十度，脉常歇止，诸医以为雀啄脉，必死之候，咸不用药。延予诊视，其脉参伍不调，或二动一止，或三动一止，而复来，此涩脉也。年高血弱，下利脓血，六脉短涩，固非所能任，询其饮食不减，形色不变，声音烈烈，言语如常，非危证也。遂用芍药汤加大黄三钱，大下纯脓成块者两碗许，自觉舒快，脉气渐续，而利亦止。（《温疫论》）

【临证提要】

本方即刘河间芍药汤（《素问病机气宜保命集》）加减变化而来，行气消胀，和血止痛，用于下痢腹痛、里急后重。吴又可加减法：里急后重，加大黄三钱；红积，倍芍药；白积，倍槟榔。

托里举斑汤

【来源】《温疫论》上卷。

【组成】白芍　当归各一钱　升麻五分　白芷　柴胡各七分　穿山甲二钱，炙黄

【用法】水姜煎服。

【功效】养血活血，升阳托斑。

【主治】中气不振，斑毒内陷。

【方解与方论】

本证因气血不足，邪毒内陷所致，故用当归、白芍、穿山甲养血活血，白芷、升麻、柴胡升阳托斑。

【验案精选】

虚斑内陷

吕某，男，56岁，工人，因体弱久劳，服侍家中病人而患时疫，发病时，突然恶寒发热，头身疼痛，腰痛无汗，口微渴，舌红，苔薄白如霜，脉浮而弦数。用辛凉解表的银翘散加减：金银花15g，连翘15g，薄荷5g，牛蒡子9g，竹叶9g，枯梗9g，芦根15g，荆芥穗9g。

治疗三日后，身微有汗，头痛减，恶寒除，惟脚背微露深红色斑点，而热势很高，继用化斑汤加减，石青30g，知母12g，犀角3g（水磨另入），玄参9g，丹皮12g，银花9g，蝉蜕3g，葛根15g，先后加减连用四剂，病势尚稳。

到斑出六天时，热势突又增高，体温40℃，神识不清，谵语狂躁，斑紫舌绛，脉洪大数，来盛去衰。即用犀角地黄汤加减：犀角3g（水磨另入），生地30g，赤芍12g，丹皮9g，紫草15g，竹叶6g，玄参15g，芦根15g，大青叶12g，葛根15g，蝉蜕6g。

服完一剂后，忽热降斑陷，胸腹微闷，气短促，脉沉弱，又急用托里举

斑汤：升麻 6g，白芷 9g，柴胡 6g，炮山甲 9g，当归 6g，白芍 9g，西洋参 9g（另炖兑入），丹参 15g。

此药用一剂后，第二天，斑复稀疏外现，色泽红活胸腹闷减，气短促好转，惟仍舌干绛而齿燥唇焦，又与三才汤加减：人参 9g（另炖兑入），天冬 6g，干地黄 15g，石斛 9g，芦根 15g，冬桑叶 6g，竹叶 6g，银花 9g，继续连进三剂，热退斑消，诸症渐退。复予滋阴养胃等剂调理多日而愈。

按 由于斑疹是"热闭营中"的结果，故治热以寒，宣透外达，是对斑疹为特征一类病证治疗的常法。但在一些特殊情况中，恰又与此相反，而是外补、外温，不能使斑疹外透、内消，这是对出现斑疹病变中，正气无力托邪的特殊现象，所采用的一种变法。本案病人体弱久劳，感时疫后，正气不足，无力托邪，而致热降斑陷，故先生用犀角地黄汤以清热解毒，凉血化斑，以后又用托里举斑汤、三才汤加减以扶正托透。此法为治疗斑疹之变法，治疗时不可不知。[张一丹. 郭谦亨教授治疗温病急重症验案四则. 陕西中医学院学报，1991，14（4）：40]

【临证提要】

本方用于斑证，误用寒凉，正气受伤，斑毒内陷者。若气虚者当加人参，吴又可云："下后斑渐出，复大下，斑毒复隐，反加循衣摸床，撮空理线，脉渐微者危，本方加人参一钱，补不及者死。"

～❀ 清燥养营汤 ❀～

【来源】《温疫论》上卷。

【组成】 知母　天花粉　当归身　白芍　地黄汁　陈皮　甘草

【用法】 加灯心煎服。

【功效】 滋阴润燥，养血和营。

【主治】两目加涩，舌反枯干，津不到咽，唇口燥裂。周身痛痹，或四肢挛急，或流火结痰，或遍身疮疡，或两腿攒痛，或劳嗽涌痰，或气毒流注，或痰核穿漏，凡有阴枯血燥者。

【方解与方论】

本证因燥热伤及阴血所致，故用知母、天花粉、生地清热润燥，当归、白芍养血和营，灯心清心安神，陈皮、甘草理气和中。

【验案精选】

温燥伤肺

王某某，年35岁，业商，住南街柴场弄。病名：温燥伤肺。原因：秋深久晴无雨，天气温燥，遂感其气而发病。症状：初起头痛身热，干咳无痰，即咯多稀而黏，气逆而喘，咽喉干痛，鼻干唇燥，胸满胁痛，心烦口渴。诊断：脉右浮数左弦涩，舌苔白薄而干，边尖俱红，此《内经》所谓"燥化于天，热反胜之"是也。疗法：遵经旨以辛凉为君，佐以苦甘，清燥救肺汤加减。处方：冬桑叶9g，生石膏（冰糖水炒）12g，原麦冬4.5g，瓜蒌仁（杵）12g，光杏仁6g，南沙参4.5g，生甘草2.4g，制月石0.6g，柿霜（冲）4.5g，先用鲜枇杷叶（去毛筋）30g，雅梨皮30g，二味煎汤代水。

次诊：连进辛凉甘润，肃清上焦，上焦虽渐清解，然犹口渴神烦，气逆欲呕，脉右浮大搏数者，此燥热由肺而顺传胃经也。治用竹叶石膏汤加减，甘寒清镇以肃降之。次方：生石膏（杵）18g，毛西参4.5g，生甘草1.8g，甘蔗浆（冲）两瓢，先用野菰根60g，鲜茅根（去皮）60g，鲜刮竹茹9g，煎汤代水。

三诊：烦渴已除，气平呕止，惟大便燥结，腹满似胀，小溲短涩，脉右浮数沉滞。此由气为燥郁，不能布津下输，故二便不调而秘涩。张石顽所谓："燥于下必乘大肠也。"治以增液润肠，五汁饮加减。三方：鲜生地汁两大瓢，雅梨汁两大瓢，生莱菔汁两大瓢，广郁金三支（磨汁约二小匙），用净白蜜30g，同四汁重汤炖温，以便通下为度。

四诊：1剂而频转矢气，2剂而畅解燥矢，先如羊粪，继则夹有稠痰，气平咳止，胃纳渐增，脉转柔软，舌转淡红微干，用清燥养营汤，调理以善其后。四方：当归身 30g，生白芍 9g，肥知母 9g，蔗浆（冲）两瓢，细生地 9g，生甘草 1.5g，天花粉 6g，蜜枣（擘）2 枚。效果：连授 4 剂，胃渐纳谷，神气复原而愈。（《全国名医验案类编·第五卷》）

【临证提要】

本方滋阴养血润燥，除用于疫病后期调治，临床也可用于阴血不足，燥热内生诸证。若心火甚，谵语者，"加辰砂一钱"。此外，吴又可提出其禁忌证："若素多痰，及少年平时肥盛者，投之恐有腻膈之弊。"

～ 承气养营汤 ～

【来源】《温疫论》上卷。

【组成】 知母 当归 芍药 生地 大黄 枳实 厚朴

【用法】 水姜煎服。

【功效】 滋阴养血通下。

【主治】 热渴未除，里证未尽。

【方解与方论】

本方属热结伤阴，故大便干燥，腹痛而满，口燥咽干，方用小承气汤通下泻热，加知母、生地滋阴润燥，当归、芍药养血和营。

【验案精选】

假性肠梗阻

本方治疗 30 例剖宫产术后出现假性肠梗阻的病人，总有效率 90%。药用：大黄 12g，厚朴 15g，枳实 12g，当归 15g，生地 12g，赤芍 15g，桃仁 9g，莱菔子 20g，知母 12g。3～5 天为 1 个疗程。

病人，女，26 岁，孕 3 产 1，四年前剖宫产一次，此次在乡卫生院待产留观 2 天后，因胎儿宫内窘迫、活跃期停滞行子宫下段剖宫产术，手术顺利。术后第一天开始出现腹胀痛，未作特殊处理，第二天症状加重，腹部膨隆似足月妊娠。听诊肠鸣音正常，查电解质正常，X 线显示结肠明显胀气，无气液平面。给予肛管排气、新斯的明针足三里封闭后，症状仍未缓解，遂用承气养营汤加味口服后，于当日排气、排便，腹胀消失，痊愈出院。[孙红，王志华. 承气养营汤加味治疗剖宫产术后假性肠梗阻 30 例. 中国民间疗法，2007，15（10）：36]

【临证提要】

本方滋阴养血、泻热通便，用于阳明腑实兼阴血不足者宜。今用于假性肠梗阻治疗，临床加桃仁、莱菔子活血化瘀、行气通便。

参附养营汤

【来源】《温疫论》上卷。

【组成】 当归一钱　白芍一钱　生地三钱　人参一钱　附子炮，七分　干姜炒，一钱

【用法】 照常煎服。

【功效】 温阳益气，养血滋阴。

【主治】 虚痞。

【方解与方论】

本证因阴阳气血俱虚所致，正虚不运故致痞满，故用当归、白芍、生地滋阴养血，人参益气健脾，附子、干姜温阳散寒。

吴又可云："疫邪留于心胸，令人痞满，下之痞应去，今反痞者，虚也。以其人或因他病先亏，或因新产后气血两虚，或禀赋娇怯，因下益虚，失其健运，邪气留止，故令痞满。今愈下而痞愈甚，若更用行气破气之剂，转成

坏证，宜参附养营汤。"

【验案精选】

病毒性心肌炎慢性期

赵某某，女，42岁，本院护士，于1971年3月家中就诊。病人胸闷心慌，时好时坏一年半，经常因心慌晕厥住急症室。本院诊断为"慢性复发型病毒性心肌炎"。辨证施治：病人胸闷憋气，心悸，头晕，乏力，气短似喘，面色萎黄，食欲不振，大便稀溏日2～3次已三年多。身体既不耐冷，又不耐热，而偏于畏寒。舌淡不润，苔白厚粗松，中有剥脱。脉象不齐，三五不调。多次心电图均显示：频发性房性早搏、呈二联律。阵发性房颤，T波V_1～V_3倒置，低电压。证为气阳不足，阴血亏虚的"惊悸"。虽阴阳俱虚，但当前有气虚下陷的现象，先用升陷汤5剂，升复胸中阳气。继用参芪益气汤，益阳气、化阴血。连服25剂，症状明显减轻，在服药过程中房颤发作次数减少，持续时间较短。最后改用参附养营汤，平补阴阳，调养气血，化生其元，服用36剂，症状基本消失，心电图报告大致正常，病人自诉，多年来服各种抗生素不效的大便稀溏，也已随之而愈。[周次青.病毒性心肌炎证治体会.山东中医学院学报，1985，9（4）：22-26]

【临证提要】

本方吴又可用于下后虚痞，他提出虚实辨证之法，可供临床参考，"潮热口渴，脉数而痞，有下证，下后痞即减者为实；表虽微热，脉不甚数，口不渴，下后痞反甚者为虚。"此外，内伤杂病后期阴阳俱虚者，也可使用本方。

～～ 黄 龙 汤 ～～

【来源】《温疫论》上卷。

【组成】 大黄　厚朴　枳实　芒硝　人参　地黄　当归

【用法】照常煎服。

【功效】益气养血，攻下热积。

【主治】火邪壅闭，耗气搏血，精神殆尽，邪火独存，以致循衣摸床，撮空理线，筋惕肉瞤，肢体热一毫未除，元神将脱。

【方解与方论】

本证属热结腑实，气血大虚，故宜攻补兼施，用人参、当归、生地益气滋阴养血，大黄、芒硝泄热通腑，厚朴、枳实行气导滞。

吴又可云："大虚不补，虚何由以回；大实不泻，邪何由以去？勉用参、地以回虚，承气以逐实，此补泻兼施之法也。"

【验案精选】

（一）幽门梗阻

程某，男，66岁，退休干部。2000年5月14日初诊。5日前病人因过食油炸食物（500g），食后即感胃脘部不适，继而出现脘腹胀满，呕吐，呕吐物为未消化食物，味酸腐，经门诊中、西药治疗无效而收住入院。入院后经纤维胃镜检查提示：十二指肠球炎伴幽门梗阻。诊时症见：病人神疲少气，脘腹胀满，痛处拒按，口干舌燥，舌苔焦黄，脉弦而数。证属阳明腑实兼气血虚弱。治宜泻热通便，益气养阴。方用黄龙汤加减：大黄10g（后下），芒硝6g（冲），枳实6g，厚朴6g，甘草5g，党参10g，当归10g，麦冬10g，大枣3枚，生姜3片，服上药1剂大便即通，2剂后脘腹胀痛基本消失。继用参苓白术散调治而愈。

按 幽门梗阻的主要矛盾是梗阻，即胃肠道不通，而胃肠道的生理功能宜动不宜滞，走而不守，因而治疗本病的关键是变静为动，变滞为通，返其自然，致其所用。本例病人是因过食油炸食物，导致肠胃结滞，升降失常，然病人年过六旬，加之反复呕吐，气阴受损可知，故用黄龙汤加减，取大黄、芒硝、枳实、厚朴通积导滞，党参、麦冬、甘草、生姜、大枣益气建中、养阴扶正，合而攻补兼施，理法中肯，方药得当，起效迅捷。［刘同达.黄龙汤临床应用.安徽中医临床杂志，2001，13（4）：300-301］

（二）肠梗阻

男，40 岁，农民，于 1996 年 12 月 15 日入院。频繁呕吐，阵发性腹痛 5 天，每天呕吐 3～5 次，进餐后加重，4 天未大便，偶有排气，无烦渴、发热等症状。1989 年和 1991 年曾两度患此病，在本地医院分别住院 1 个月和 50 余天，行输液保守疗法而愈。病人体质消瘦，四肢发冷，腹胀而软，偶有肠型和肠鸣。腹部 X 线透视见有多个气液平，提示为肠梗阻。其他检查均正常。舌淡、苔白、脉细弱。入院后给镇吐、解痛、灌肠、输液等支持疗法，5 天未效。第 6 天加服大承气汤，川大黄 15g，枳实 12g，川朴 10g，朴硝 10g，连用 2 天，呕吐如初，大便未解。第 8 天改服黄龙汤加减：川大黄 12g，枳实 12g，朴硝 10g，台参 30g，当归 9g，傍晚服之，夜间自觉腹气已通。第 9 天排出大便，腹痛、呕吐停止，又服原方去朴硝一剂，痊愈出院。

按 本例病人主症为便结、腹痛、痞满、呕吐、消瘦、肢冷、脉细弱等。究其根为中气不足所致。……初用"实则泻之"之法，按大承气汤，因中气亏虚，难胜攻伐，犯"虚虚实实"之忌，难合病机，伐之正气更虚，无力助药下达，反致浊气上逆而呕吐，难达通腑泻便之目的。审其病机，后改攻补兼施之法，服黄龙汤加减，重用台参补中益气，当归补血润肠，助大承气汤直达病所。使浊气降、气结消、瘀血散，大便通、腹痛、痞满、呕吐迎刃而解。[常成训，许国华，王少卿. 黄龙汤治疗肠梗阻 2 例. 滨州医学院学报，2001，24（5）：469]

（三）重症老年肠结

王某，女，74 岁。1990 年 5 月 1 日初诊。病人于 1931 年因胆结石行胆囊切除术。近 3 年来每因情志不畅或饮食不慎而发生黏连性不全肠梗阻，皆给予保守治疗而缓解。1990 年 4 月 23 日梗阻又作，曾在外院给予大承气汤口服，西药支持疗法等 8 天不能缓解，生命垂危，因惧怕再次手术，旋于 5 月 1 日转入我院外科要求中医治疗。现在症：精神不振，两目无神，面无华色、倦怠乏力，脘腹胀满，呕吐频频，腹痛阵发性加剧，得温稍减，畏寒肢冷，无大便无矢气，舌淡、苔白、脉细数无力。X 线腹部透视：肠道内有多处阶梯样气液平面。证属气血两虚，元气将竭，寒实内结的虚实夹杂证。投以黄龙汤加味，取其攻补兼施之法，处方：油当归、附子、芒硝（冲）各20，大黄（后下）、枳实、川厚朴各15，红参（另炖）12，桔梗10g，甘草6，生姜3片，大枣5枚。加水800ml，急煎至600ml，每次150ml，深部保留灌肠，每日4次；同时配合液体疗法。2日上午自解大便一次，内有1cm×2cm的哑铃状的燥屎1枚，腹痛稍减。此为元气渐复，肠结将开，腑气欲通之佳象。药已中的，仍拟前方1剂，取其300ml依前法分2次灌肠，余300ml分2次鼻饲，药后腹痛较前更甚，针刺足三里穴，热敷腹部以缓其急，6小时后始解黑褐色稀便，呕吐止，至3日上午共解大便10余次，腹胀腹痛顿消，精神显振，后经适当调治，于6日痊愈出院。随访至今无不适。

按 黄龙汤是为里热实证而见气血虚弱者所设，但本例气血两虚，阳气式微，寒实内结是其质，攻其邪恐愈伤其正，补虚则实邪愈壅，但不攻则不能去其实，不扶正则无以救其虚，故扶正祛邪才是唯一的治疗途径。取大承气汤攻积导滞以荡其邪，人参、当归、附子补益气血，温通阳气以扶其正，桔梗开肺气而通肠胃，姜枣和胃调中，甘草调和诸药。诸药合用共奏攻积导滞，温阳补气益血之功。方中大承气汤虽属寒下通便，但配伍附子大热之品制其寒性而保存其走泄之性。药证相符，故见扶元气于将竭之时，攻寒实于生命垂危之际，肠结8天而获痊愈。[王乾国，段菊仙. 黄龙汤治重症老年肠结一例报告. 新中医，1993，（2）：42]

（四）肺心病并发胃肠道衰竭

张某，男，69岁，1999年4月10月初诊。呼吸急促，不能平卧伴腹胀呕吐5天。病人有肺气肿病史20余年，曾因肺源性心脏病、心力衰竭2次在友院治疗，5天前因感寒致旧恙复现并加剧。刻下神昏谵语，面色黧黑，胸闷气短，咳喘不能卧，痰黏色黄难咯，腹胀难忍，恶心呕吐阵作，大便2天未行，舌暗红，苔黄干无津，脉弦滑。查体：神志欠清，呼吸微促，颈静脉怒张，桶状胸，肺部满布干湿性啰音，心尖搏动位于剑突下，心率100次/分，律不齐。腹膨隆，肠鸣音减弱，未扪及包块，听诊未见移动性浊音，肝下界右肋下 2cm，下肢轻度浮肿，未引出明显病理性反射。胸腹联透提示：肺透亮度增加，肺纹理粗乱，横膈下降且活动受限，心影向两侧膨出，大肠伴部分小肠明显充气扩张，未见明显液平。作肺心病并发胃肠道衰竭处理，予抗感染、低流量吸氧、输液等综合治疗。中医辨证属正亏日久，痰浊壅盛，肠腑气机痹阻，浊逆蔽窍。急以黄龙汤 300ml，上灌下注，5 小时后全腹作响，排黏液咖啡样大便 1 次，神志渐清；次日上午重复用药，大便日 4～5 次，腹胀显缓，呕吐亦止；第 3 天口服 1 剂，腹胀消失，排气如常，咳喘好转，已能平卧，腹透大小肠未见充气扩张。继以运脾化痰法善后，1 周即出院调理。[孙伯青. 黄龙汤治疗肺心病并发胃肠道衰竭 24 例临床观察. 安徽中医临床杂志，2000，12（5）：402]

（五）急性阑尾炎并阑尾脓肿

李某某，男，28 岁，农民。既往有反复腹泻史 3 年。今因上腹部疼痛阵发性加剧 12 小时，转移性右下腹疼痛 4 小时，伴有发热、恶心呕吐，大便二日未行，于 1975 年 4 月 23 日就诊。查体：舌质偏淡，苔黄白相兼而干，脉细滑数。体温 39℃，形体较瘦弱，呈急性痛苦病容，右侧卧下肢屈曲位，右下腹可扪及一边缘较清楚的约为 5cm×6cm 肿物，触痛（++），腰大肌试验（+），麦氏点及兰兹点压痛（++），反跳痛（+），肛诊：直肠右上方触痛明显。实验室检查：白细胞 $21×10^9$/L，中性粒细胞 0.85，淋巴细胞 0.15。诊为急性阑尾炎并阑尾脓肿。投以黄龙汤加减：大黄（后下）15g，芒硝（另冲）20g，枳实 10g，川朴 12g，党参 15g，当归 6g，桔梗 10g，白芍 15g，丹参 20g，柴胡 15g，苡仁 30g，每日二剂，每隔四小时服药汁 250ml。并嘱其家属严密观察病情，来院随诊。药后连泻四次腥臭脓血大便，腹痛见减，热亦稍退，不恶心呕吐，已进食一小碗米汤样粥。次日其家属扶来复诊。查体：体温 38℃，舌淡，苔薄黄，脉细稍数，右下腹肿物缩小，压痛减轻，原方大黄改 10g 同煎，西党改 18g，进四剂，服法同前。药后解出挟有少许血性黏液脓样便 10 次。每餐可进食稀粥一小碗。三诊：由其家属陪同，步行就诊。自诉除头昏疲乏外，余无所苦。查体：体温 36.5℃，舌淡苔薄白，脉缓，右下腹肿物消失，腹部平软，麦氏点及兰兹点压痛（-）。实验室检查：白细胞8×10⁹/L，中性粒细胞0.70，淋巴细胞0.30。症状体征消失而痊愈。守方稍加出入，调理一周。追访两年未发。［吕银.黄龙汤在急腹症中的应用.江西中医药，1985，（1）：13-14］

（六）产后血便

陈某，女，28岁，工人，1984年10月19日初诊。病人剖腹产后，右下腹胀痛，每月解大便一次，便燥似羊屎，量多似牛粪，解时鲜血同注，便完后大汗淋漓，头昏目眩如虚脱状，其苦难忍。多方求医无效，历时五年。诊脉细滑而弦，面色萎黄不泽，精神疲惫，舌暗淡，苔薄腻而干，脉滑而细。病属正虚邪实，治宜攻下扶正，黄龙汤试投。处方：枳实8g，川朴6g，制大黄10g，芒硝5g，当归12g，党参10g，桔梗4g，大枣6g，甘草4g。服药一剂，翌晨即解大便。便已燥软无鲜血，少腹胀痛减轻，舌质由暗淡转红，苔脉如前，肛门有欲解大便之感，口唇干燥。效不更方，继用前方去芒硝加木香10g，槟榔6g以除里急，玄参10g，生地12g，麦冬10g养阴增液，三剂。再诊，病人告：五年痼疾得除。大便软而成形，日行一次，无鲜血，肛门无里急，少腹胀痛消失。舌淡，苔薄润，脉仍细，以八珍汤善后。一年随访，病人从未发作，身体健康，体重已增加五公斤余。

按 病人因剖腹产，气血大伤，气虚则无力推动糟粕排出，血虚则肠道失润致燥屎内结，肠留实积，气机被阻致中州不运，水谷难化，气血无以致生，使虚者更虚，实者更实，形成邪盛正虚之证。药以枳实、厚朴、制大黄、芒硝泻热通便，荡涤肠中积滞而祛其邪；党参、当归双补气血；桔梗开肺气而通肠胃，意在通上泄下；姜、枣、草扶胃气和诸药；加玄参、麦冬、生地滋阴凉血增液通便，急救其将涸之阴而扶正。药证相合，取效迅速。［徐平平.黄龙汤治愈产后血便.浙江中医学院学报，1991，15（2）：53］

（七）慢性胆囊炎并胆石症急性发作

李某某，男，60岁，农民。因反复发作右上腹疼痛1年，加剧伴发热、呕吐1天，于1980年9月2日入院。上腹部疼痛发作时呈持续、间隙性加剧，可放射至右肩胛骨下角，伴有寒战高热，恶心呕吐，大便四日未解，小便橘黄色。查体：体温39℃，舌质淡紫，苔黄厚腻，急性痛苦病容，巩膜中度黄染，右上腹腹肌紧张，墨菲征（+），波阿征（+）。实验室检查：红细胞$3.6×10^{12}$/L，白细胞$16×10^9$/L，中性粒细胞0.85，淋巴细胞0.15，尿胆红素（+），CO_2CP36.2V%，诊为慢性胆囊炎并胆石症急性发作。西药予以支持疗法，中药投以黄龙汤出入：大黄（后下）15g，芒硝（另冲）15g，川朴15g，党参15g，桔梗10g，丹参15g，法半夏4g，苡仁30g，竹茹10g，茵陈20g，青蒿15g，柴胡15g。每日2剂，每四小时服药汁250毫升。药后八小时解大便一次，腹痛、恶心呕吐、寒战发热均减。守方略有增减，服法同前，七天症状、体征消失，实验室检查正常。临床痊愈出院。一个月后胆囊及胆道造影示：慢性胆囊炎并胆道结石。[吕银.黄龙汤在急腹症中的应用.江西中医药，1985，(1)：13-14]

（八）支气管扩张症

徐某，女，48岁，农民。1999年4月14日初诊。病人4天前曾因支气管扩张大出血在本院住院治疗2天，血止后出院。今日再度咳血复来我院中医门诊求治。诊时症见：咳血盈口，色鲜红挟有少量泡沫状痰，面红目赤头晕，心悸气短，口干唇燥，大便秘结，舌红苔黄，脉滑而数。证属阳明燥热上冲于肺，迫血妄行。治当通腑泻热，益气凉血止血。方用黄龙汤加减：大黄10g（后下），芒硝10g（冲服），枳实6g，西洋参10g（另煎服），当归10g，水牛角30g（先煎30分钟）。服上方7剂后大便即通，咳血量随之减少。效不更方，又进2剂，咳血基本已止，后用生脉饮合四君子汤出入调理月余，随访至今未再复发。

按 本例病人咳血，血虽出于肺，但病因在于胃，阳明腑实，燥热熏蒸，肺络受损。……方中以大黄、芒硝、枳实通腑泻结，导热下行，病人反复出血，气血亏耗则用西洋参配当归益气养血；取水牛角，清热凉血，腑通则气顺，热清则血宁，不用止血则收血止之功效。[刘同达.黄龙汤临床应用.安徽中医临床杂志，2001，13（4）：300-301]

【临床应用】

（一）麻痹性肠梗阻

灌肠治疗 36 例，总有效率为 97.2%，药用：大黄 30g，芒硝 30g，枳实 15g，厚朴 15g，党参 15g，当归 15g，甘草 10g；煎水 400ml，制成灌肠液，以 200ml 作高位灌肠，保留 60 分钟，每日 2 次，间隔 8～10 小时。于肛门排气或排便后停止治疗。[罗学森．黄龙汤中药保留灌肠治疗麻痹性肠梗阻的疗效观察．中外医疗，2013，(10)：122-123]

（二）黏连性肠梗阻

配合超激光照射治疗 36 例，治疗 48 小时后统计疗效。总有效率 97%。药用：大黄（后下）、枳实、厚朴各 15g，芒硝（冲服）12g，党参、当归各 20g，生姜 6g，大枣 5 枚。口干者加麦冬、玄参、生地，腹痛明显者加延胡索、木香。一般服药 1～2 天后大便通。继中药减为半量，维持治疗 1 周。[樊天慧，黄艳．黄龙汤配合超激光照射治疗黏连性肠梗阻 36 例．陕西中医，2005，26（12）：1333-1334]

（三）老年便秘

治疗 83 例，药用：大黄 6g，厚朴 10g，枳实 12g，芒硝 8g，人参 15g，当归 20g，桔梗 10g，甘草 8g。纳差加白术 15g，小便黄加茯苓 10g，脊柱骨折加续断 15g，骨盆骨折加血余炭 6g，髋部骨折加牛膝 10g。全部病例服药 1～4 剂后，腹部胀痛、大便不通等症状均有改善，且能减轻骨折疼痛。[付朝霞．黄龙汤治疗老年便秘 83 例．河北中医，2003，25（5）：365]

（四）肺心病并发胃肠道衰竭

治疗 24 例，有效率 87.5%。药用：生大黄、炒枳实、党参各 15g，厚朴、芒硝、当归各 10g，桔梗、大枣、甘草、生姜各 5g。经胃管灌入或口服 100ml，肛门注入 200ml，5 天内统计疗效。[孙伯青．黄龙汤治疗肺心病并发胃肠道衰竭 24 例临床观察．安徽中医临床杂志，2000，12（5）：402]

（五）胃癌根治术后

早期使用黄龙汤再鼻饲高价营养，能有效地减轻负氮平衡，刺激蛋白质合成，有利于伤口愈合，且费用低廉。［季全生，刘南征，王水．黄龙汤在胃癌根治术后早期肠道营养支持中的价值．南京中医学院学报，1994，10（6）：15-16］

【药理研究】

兴奋胃肠平滑肌

黄龙汤能促进动物在体肠推进运动，使动物排便时间增快，次数增加［李祥华，王文英，马凤英，等．黄龙汤对动物在体肠推进的影响．中药药理与临床，2002，18（6）：9］；也能对抗牵拉豚鼠小肠引起的小肠推进率降低，并有改善脾切除引起的胃排空减慢的功能。［李祥华，王文英，马凤英，等．黄龙汤对动物肠运动的影响．时珍国医国药，2003，14（6）：326-327］。以上实验表明，黄龙汤有兴奋胃肠平滑肌作用。

【临证提要】

本方乃陶节庵所创，见《伤寒六书》，由大承气汤加人参、当归、甘草、姜、枣、桔梗组成，为体虚腑实证攻下之代表方。吴又可使用时有所加减，去桔梗、姜枣、甘草，加生地，较之原方益气养血之功更为显著。本方今用于各种消化系统疾病，特别是气血亏虚型胃肠梗阻疗效较好。

∽ 小儿太极丸 ∽

【来源】《温疫论》下卷。

【组成】 天竺黄五钱　胆星五钱　大黄三钱　麝香三分　冰片三分　僵蚕三钱

【用法】 上为细末，端午日午时修合，糯米饭杵为丸，如芡实大，朱砂为衣，姜汤化下一丸。

【功效】 清热消积，涤痰开窍。

【主治】 小儿疫证。

【方解与方论】

疫证痰热闭窍，故用麝香、冰片开窍醒神，大黄通腑泻热，天竺黄、胆南星清化痰热，僵蚕祛风止痉。

【临床应用】

小儿喘憋性肺炎

治疗124例，总有效率96%。药用：蝉蜕9g、僵蚕6g、姜黄2g、胆南星2g、天竺黄3g、大黄1.5g、冰片0.04g冲服、黄芩4g、花粉6g、麻黄2g。[石中顺，别中祥.新加味太极丸治疗小儿喘憋性肺炎.中医杂志，1988，（8）：41-42]

【临证提要】

小儿太极丸系儿科常用良药，可用于小儿急惊、手足抽搐、角弓反张、食积痞满、内热咳嗽等病证。本方今用于肺炎的治疗，也可用于小儿麻痹症初起发热者，热重加羚羊角或生石膏，热退后可服用大造丸（三七、血竭、麝香、鳖甲、申姜、川大黄、地龙）。[彭洪钧.中医治疗小儿麻痹的经验介绍.黑龙江医刊，1959，（6）：53-60]

～ 三 甲 散 ～

【来源】《温疫论》下卷。

【组成】鳖甲 龟甲 并用，酥炙黄为末，各一钱，如无酥，各以醋炙代之 穿山甲 土炒黄为末，五分 蝉蜕 洗净，炙，五分 僵蚕 白硬者，切断，生用，五分 牡蛎 煅，为末，五分 土鳖虫 三个，干者擘碎，鲜者捣烂和酒少许，取汁入汤药同服，其渣入诸药同煎 白芍药 酒炒，七分 当归 五分 甘草 三分

【用法】水二钟煎八分，沥渣温服。

【功效】活血软坚通络。

【主治】 发热，脉数，肢体时疼，胸胁锥痛，过期不愈。

【方解与方论】

主客交是客邪留恋，与营血相互胶固，留滞于血脉而成的一种病证。药用鳖甲、龟甲入阴分逐邪退热，穿山甲、土鳖虫活血通络，牡蛎、僵蚕通络散结，当归、白芍、甘草益气养血。

吴又可云："正气衰微，不能托出，表邪留而不去，因与血脉合而为一，结为痼疾也。肢体时疼者，邪与荣气搏也；脉数身热不去者，邪火并郁也；胁下锥痛者，火邪结于膜膈也；过期不愈者，凡疫邪交卸，近在一七，远在二七、甚至三七，过此不愈者，因非其治，不为坏证，即为痼疾也。夫痼疾者，所谓客邪胶固于血脉，主客交浑，最难得解，且愈久益固，治法当乘其大肉未消、真元未败，急用三甲散，多有得生者。"

【验案精选】

（一）寒战高热

韦某，男，36岁，务农。1972年6月初诊。病人于1968年春即罹寒战高热，三日一发之疾。五年来虽经省市级医院多次诊治，或以三日疟给药，或疑败血症住院，或拟结缔组织性疾病论治，最后终因诊断不明，医治无效而返里。病人发育中等，营养一般，痛苦无欲面容。寒战之后旋即高热，随微汗而热退身凉，三日后前症又发。间歇期间饮食二便正常，但因病久且重，杂投方药，形体日渐哀弱，精神大为颓唐。口苦咽干，舌暗红欠润，苔薄黄，脉弦细数。此乃邪伏厥少两经，热久阴伤，久病入络，与气血混为一家，交结不解。必借介虫之药入阴搜络，佐宣透之品达邪于外，冀其内外分解，邪热可退。方拟三甲散化裁：鳖甲15g，龟板15g，炮甲6g，蚕砂12g，青蒿10g，生白芍12g，蝉蜕6g，僵蚕10g，土鳖虫4g，甘草6g。三剂。二诊：药后前症有减，届时只潮热微寒一次，时短症轻，原方继服七剂，诸症全愈。[胡翘武."主客交病"与三甲散的古方新用.江西中医药，1986，（1）：36-38]

（二）结缔组织病

1. 皮肌炎 任姓女，18岁。患皮肌炎年余，发热长期不退，去沪杭等地治疗 1 年转回，遍用抗风湿药、激素、镇痛剂（哌替啶）无效，病情逐月加剧。转某中医院治疗，中药处方用过"桂枝芍药知母汤"、"乌头汤"、"大小活络丹"、"雷公藤片剂"及仙方活命饮，均未有明显效果。

来诊时，症见全身皮肤散在性红斑，面部较多，四肢大关节剧痛，屈伸不利，全身肌肉疼痛。实验室检查肝功能，谷丙转氨酶、谷草转氨酶、碱性磷酸酶均稍高。肝脾扪诊明显肿大，形瘦肌肤甲错，舌红少苔，脉象细数。证属毒热之邪，久郁气营之间，正虚不能驱邪外出，乃属正虚"主客交混"，毒瘀胶结，肝脾受损。治当滋阴养血，清热透邪，遂投"三甲散"加减予服，药用：醋制鳖甲 100g，败龟板 30g，生山甲 20g，土鳖虫、僵蚕、蝉蜕各 60g，乌梅肉 30g，当归、赤芍各 60g，生甘草 30g，共粉为一料，每服 5～6g，日 3 次，蜜水送服。另处浸渍外洗方：生马钱子片 30g，虎杖片 50g，生甘草 18g，每剂煎 1 小时，煎成药液加陈醋 100g（用陈醋增强脂溶性药物溶解和吸收），分用 3 天。用纱布外洗浸渍关节，每日 3～5 次，内服散剂合外洗关节 5 天，高热霍然而退，关节剧痛基本缓解，全部停用西药镇痛剂和激素，嘱续内服散剂，停用外洗，半月后，面部四肢红斑消退，肌肉疼痛消失，局部肌肤溃破亦愈。再嘱续服"加减三甲散" 2 个月，以巩固疗效，复查肝功全部正常，肋下肝脾未扪及。

按 古方今用，全在辨明病机。考"主客交病"为客邪与不足之营血相互胶结，合而为一的温疫病之变证，虽吴又可所论之病证今不多见，但其发病机制，和所创之滋阴清热、通络透邪、扶正培本、滋透并行、攻补兼施之三甲散恰合西医所说的结缔组织疾病的病机。此方能分解主客之交混，攻中寓补，大可增强和提高免疫能力，盖邪去正自复，故治疗结缔组织病每收佳效。本病许多同道亦认为是风、寒、湿、热四邪外袭，日久不解，化热化毒，热伤经脉，瘀血阻络为病，但据笔者临床体会，决非一般的祛风除湿、通经止痛药所能胜任治疗，故用大毒之马钱子合虎杖、甘草煎汁外洗浸渍以除关节剧痛。马钱子辛苦寒，功能消肿散结，化瘀软坚，祛风散寒，通络止痛，尤对肌肉萎缩，肢体麻痹及骨关节剧痛等顽疾的治疗，屡有奇功。临床体会

57

马钱子散结，消肿止痛，生猛熟缓，攻关拔痼，功过虫蚁，力胜乌附。其有效成分多在生药皮毛中，生药切薄片煎汁外用，直达病所，大能发挥马钱子的有效成分，增强止痛的功效。为防止中毒，故伍以甘草同煎，且只用于四肢关节，不可用于皮嫩肉薄血管汇集的部位，如头部、腹部、前阴部，以防不测。虎杖有祛风、利湿、破瘀、通经、止痛、解一切热毒，利大小便之功，且有抗菌消炎的作用，故合甘草，更增马钱子外用的消炎止痛之功。[邱志济，朱建平，马璇卿. 朱良春治疗皮肌炎用药经验和特色选析——著名老中医学家朱良春教授临床经验（46）. 辽宁中医杂志，2003，30（10）：782-783]

2. 类风湿关节炎 李某，男，33岁，1971年9月初诊。病人全身关节，尤以指趾关节疼痛为甚已达八年之久，虽经中西诸法诊治，疗效不显。连日来指趾关节及腕、肘处红肿热痛，指间关节梭形畸形，屈伸不利，两足步履甚艰，微有寒热，口干溲黄，舌红瘦少苔，脉细弦涩。此营阴亏损，络脉瘀阻，痰浊闭结，久必伤筋损骨。非大剂滋阴养血，柔肝益肾不足以固正，无虫介入络搜剔，逐瘀蠲痹不足以祛邪。处方：鳖甲20g，龟板20g，穿山甲10g，土鳖虫6g，牡蛎20g，僵蚕12g，当归15g，炒白芍15g，生地30g，忍冬藤30g，淮牛膝20g，地龙10g，甘草6g。十剂。

二诊：关节疼痛缓解，红肿消减，原方既效，毋庸更张。予上方十剂为末，炼蜜为丸如梧桐子大，每服10g，日两次。服后诸症均已，仍拟丸药又服半年，至今未见复发。[胡翘武."主客交病"与三甲散的古方新用. 江西中医药，1986，（1）：36-38]

3. 硬皮病 秦某，女，32岁，1982年10月17日初诊。病人面部皱纹消失，表情淡漠，说话时张口受限，两目开闭艰难，形如木偶。年前手臂皮肤紧张绷急，刻下逐渐变硬，弹性消失，表面光泽如同涂蜡，捏之不起，推之无皱，四肢活动欠灵。虽确诊为硬皮病，但经治未效。近月来又增不规则低热，关节酸痛，纳差恶心，及便秘与腹泄交替出现等症。体重减轻，月经错乱，舌暗红苔薄黄微腻，脉弦紧细数。检视所服方药，除理疗外，即激素及中药活血化瘀，温阳益肾，通络利湿诸法。脉症合参，窃思此乃风湿之邪郁结肌表，与气血交混，痹阻络脉，久而化热伤阴。络脉既少气血之滋润，又遭邪热之煎灼；肌肤被痰浊壅滞，营卫失和，玄府闭阻，而现如此之症也。治颇棘手，拟滋阴活血，利湿化痰，通络蠲痹之虫介之品消息之。牡蛎30g，鳖甲15g，龟板20g，炮甲10g，薏苡仁30g，僵蚕12g，土鳖虫6g，蝉蜕10g，当归12g，丝瓜络10g，桑皮、枝各15g。10剂。

二诊：低热已退，张口、启闭眼睑、四肢活动较前灵活，首方既效，药合病机，法当循序再进。由于病程较长，难以迅速收效，遂予上方加甘草6g，10剂蜜丸，每服10g，日两次。三月后诸症大见好转，后又予原方加黄芪、熟地等为丸，坚持半年遂日渐向愈。［胡翘武."主客交病"与三甲散的古方新用.江西中医药，1986，（1）：36-38］

4. 系统性红斑狼疮

叶某，女，36岁，1974年7月8日初诊。患系统性红斑狼疮3年。两月来发热不退，遍身关节痛疼，胁肋胀满，肝脾皆大，质中等硬度，虽经激素及抗感染治疗，停药后诸病如旧，口干欲饮，神疲纳差，溲黄便结，舌洪苔黄腻，脉虚细数。此为营阴亏虑，湿热之邪久稽气营不解，遂投清营汤加减。7剂。

二诊：发热未退，他症依然。因思湿热之邪与营血搏结，久则胶固血脉，而致主客交混发为痼疾。不使主客分析，透邪外出，热无清退之机。决意改三甲散化裁，拟方：鳖甲15g，穿山甲6g，土鳖虫6g，龟板10g，蝉蜕10g，僵蚕12g，茵陈15g，白茅根30g，牡蛎20g，赤芍12g。5剂。

三诊：服药三剂后热减，尽剂热退，食欲大振，身疼亦减。因虑肝脾肿大，故仍拟上方出入连服二月，后改为散剂又服二月，发热之症从未再起，关节疼痛亦消减七八，肝脾只肋缘下刚可触及。数年之疾虽未敢说治愈，但却得到了改善症状，控制发展的疗效。［胡翘武."主客交病"与三甲散的古方新用.江西中医药，1986，（1）：36-38］

（三）肝硬化腹水

许某，男，56岁，教师。患肝炎十余年，虽久经治疗未愈，半年来渐生腹胀，服保肝利尿药不效，腹部渐大，饮食日减。1990 年 5 月 10 日初诊，症见腹大如鼓，按之坚满，击之嘭然有声，脐突，青筋显露，四肢消瘦，面色黧黑，神疲倦怠，唇色紫褐，齿龈出血，舌质紫黯，脉弦细而涩。此证况时日久，虚实互见，肝脾血瘀，肝失疏泄，脾运无力，水湿壅遏，血瘀，气结水裹互为因果。方拟三甲散加减活血化瘀，软坚散结利水以求转机。炙鳖甲、炙龟甲各 10g，炮山甲 6g，泽泻、当归、白芍、僵蚕、蝉蜕各 10g，生牡蛎、大腹皮各 15g，土鳖虫 3g。水煎两遍分 2 次服。5 月 13 日二诊。腹胀减，小便转多，饮食稍增，上方继服 5 剂。5 月 20 日三诊，腹胀大减，按之柔软，脐已不突，上方再进 10 剂，腹水消失，肝脾可及，面转润，舌转红，脉已不涩。上方加减出入调治 3 月余，其病若失，至今未复发。

按 臌胀病机复杂，气结，水裹，血瘀，寒凝，湿热交错，正气内耗，变证多端，调摄失宜，治疗不当，病情易复，且预后不良。治疗此症不宜攻阀过度，急功求捷；不宜补塞壅滞，虚不受补。软坚消癥化水理气意在于和，三甲散加减溶诸法于一体，治疗臌胀每获良效。[康健，冯子轩. 三甲散治疗疑难顽症举隅. 陕西中医，1996，17（4）：170]

（四）特发性肺纤维化

黄某，女，51 岁。2009 年 3 月 20 日初诊。病人 1 年前出现不明原因的干咳，气急，未予治疗。1 个月前突然出现活动性呼吸困难，呈进行性加重，入院检查。CT 示：肺间质呈毛玻璃样改变，血气分析见低氧血症，遂入院治疗。予激素和抗生素等对症治疗 1 个月后，症状未见明显好转，改求中医诊治。刻诊：病人干咳阵阵，自觉有痰难咯，胸闷，气短，活动后尤甚，舌黯红，苔少欠润，脉细。西医诊断：特发性肺纤维化。中医诊断：肺痿；证属气阴亏虚，痰瘀阻肺。治宜滋阴益气，清肺活血通络。方用三甲散加减。药物组成：制鳖甲 30g，制龟甲 30g，炮穿山甲 6g，牡蛎 30g，土鳖虫 10g，牡丹皮 12g，赤芍药 12g，莪术 10g，太子参 30g，麦门冬 10g，知母 10g，黄芩 10g，瓜蒌 10g，鱼腥草 30g，炙款冬花 10g，蒸百部 10g，矮地茶 20g。日 1 剂，水煎 2 次取汁 300ml 分 2 次服。服 7 剂，2009 年 3 月 28 日复诊，自述咳嗽明显减少，无痰。续服上方 6 个月，临床症状基本好转，CT 复查示两肺玻璃样影明显减小、变淡。

按 肺间质纤维化以弥漫性肺泡炎和间质纤维化为基本病理改变，早期症状不明显，以活动性呼吸困难、喘气、乏力、消瘦为主要临床表现，X 线胸片检查可见弥漫阴影、限制性通气障碍、弥散功能降低，血气分析见低氧血症，病人最终多因呼吸衰竭而死。王教授认为，本病属中医学肺痿、胸痹范畴，本病病初在气分，久病入血分，病情呈现本虚标实的证候，气阴两虚为本，痰、热、瘀阻滞肺络为标。总的病机为肺之气阴两虚，痰浊瘀血相互胶结阻滞脉络。故治疗以扶正气培其本，化瘀结治其标。三甲散加减方中制鳖甲、制龟甲、炮穿山甲、牡蛎、土鳖虫、牡丹皮、赤芍药、莪术活血化瘀，软坚散结；太子参、麦门冬、知母益气养阴，扶助正气；黄芩、瓜蒌、鱼腥草、炙款冬花、蒸百部、矮地茶清肺泻热，宽胸散结止咳。诸药合用，使阴液补，正气充，血脉和，瘀血散。[赖明生，刘涛，翟玉祥. 王灿晖应用三甲散治疗杂病临床举隅. 河北中医，2010，32（3）：327-328]

（五）心脑血管疾病

1. 风心脑梗死 王某，女，36 岁，1993 年 3 月 20 日初诊。胸闷心悸心慌十余年伴舌强言謇左侧肢体麻木一年。病人宿恙"风心二狭二闭"，一年前，突然偏右头痛，左侧肢体活动障碍，经住院 CT 检查，诊断为"右侧基底节脑栓塞"，治疗一月，好转出院。刻诊：神清，两颧绯红，言语謇涩，左手脚活动欠利且肌肤较右侧偏冷，舌红，舌下瘀紫，脉细涩偶有间歇。病因风湿入络，内传于心，以致心气内虚，心阴耗损，阴虚风动，瘀阻阻络脉，治拟育阴息风，化瘀通络，佐以益气通脉：炙鳖甲 30g，炙龟板 30g，生牡蛎 30g（以上均先煎），炮山甲 5g，土鳖虫 10g，郁金 12g，当归 5g，丹参 30g，黄芪 30g，党参 30g，麦冬 12g，降香 5g，五味子 5g，赤芍 10g，炒天虫 10g，生甘草 5g，川芎 5g，7 剂。

二诊：药后自觉舌体转动较前灵活，尚感头痛，四肢麻木，胸闷心悸，舌红舌下瘀较前减轻，脉细涩，拟育阴平肝、祛瘀通络。原方去生黄芪、潞参、麦冬、五味子加地龙 10g，桑枝 15g，丝瓜络 12g，7 剂。

三诊：四肢麻木消失，舌本转动灵活，头痛亦瘥，左手脚活动也见好转，心悸未平，舌红舌下略瘀紫，脉细治拟原法，上方去桑枝、丝瓜络加生黄芪15g，生地 15g，桃仁 10g。

按 本案以舌强言謇，头痛肢麻，左手脚活动障碍为主症，西医诊为风心脑栓塞。前医叠用益气活血通络无效。陆师辨治，认为此乃阴虚风动，痰瘀阴络，吴氏三甲散正中肯綮，故一年痼疾，经治而获显效。三诊头痛瘥，肢麻除、手脚活动较前灵活，去桑枝、丝瓜络，加生黄芪、生地益气养阴，桃仁祛瘀通络，以图根本。[程志清. 古方今用三甲散—陆芷青教授经验介绍. 浙江中医学院学报，1994，18（1）：26-27]

2. 上腔静脉阻塞综合征 夏某，女，57 岁，住院病人，1992 年 4 月 26日初诊。颜面及两上肢、颈胸部严重肿胀伴右上肢偏废及阵发性抽搐三月。病人因头痛恶心呕吐严重于 1992 年 1 月 15 日住院，至 1 月 18 日开始出现口角左歪，右太阳穴抽搐，右上肢偏废不用，西医拟诊"脑梗死"，给予对症治疗，病情略有好转。至 4 月上旬，家属见病情起色不快，遂自敷草药于右手部，之后局部出现肿胀水泡，4 月 16 日颜面红肿，次日色转紫暗，张口、吞咽困难，紫肿迅速蔓延至两上肢及上胸部，专家会诊与 CT 检查提示："上腔静脉阻塞综合征"、"脑梗死"、"颅脑左侧颞顶部脑动畸形可能"。X 线胸片报告"纵膈阴影明显增宽"。骨髓检查："粒系明显增生有感染现象"。血检：WBC30.0×10⁹/L，N0.94，L0.06，RBC4.4×10⁹/L，Hb131/L，BPC330×10⁹/L，未见幼稚细胞。给予地塞米松、先锋必等治疗一周，病情未见起色，已下病危通知，家属力邀会诊。

刻诊：病人精神萎靡，声低懒言，颜面高度肿胀呈暗紫色，双目红赤，因胞睑肿胀成线缝状，双上肢及胸上部肿胀发亮呈紫红色，触之有硬实感，两手心有白色鸽蛋大小水泡三四个，两寸口因肿胀无法切脉，纳呆便溏，唇紫，舌体瘦薄色绛紫光剥少津。阴液枯涸，胃气大伤，瘀血内阻，以致气化失司，瘀水互结，治拟养阴活血佐以益气助运法，面部紫肿略退，至 5 月 14

日病人又出现头部与右上肢相引抽掣，舌又转红绛少津，寸口脉无法切得。此乃肝肾阴虚，瘀血阻络，经脉失养，厥阴风动之证，急拟方如下：炙龟板30g（先煎），生牡蛎30g（先煎），炙鳖甲20g（先煎），全蝎5g，炙地龙12g，生地30g，赤白芍各24g，丹参30g，水蛭粉5g（分吞），羚羊角粉0.5g（分吞），钩藤15g（后下）。

5月9日复诊：改投三甲散后，病情日见好转，肿胀减退，抽搐减轻。上方再服七剂肿胀明显消退，头及右手抽搐筋挛消失，肿胀部位的肤色已趋正常，血象检查也有好转。上方去羚羊角、钩藤，服至6月7日，面、肢肿胀已基本消退，右上肢活动较为灵活，已能下床走动，至6月29日颜面上肢浮肿全部消退，行走如常，于7月6日出院。继予中药调理。随访至今未发。

按 本案属多发性脉管炎引起的上腔静脉阻塞综合征。初诊时两上肢高度肿胀，触之硬实感，肤色光亮红紫，双目因肿胀而呈线缝状，其症实属罕见。根据肤色红紫，血小板、红细胞、血红蛋白增高，唇紫，舌绛紫少津特征，瘀血阻脉无疑。其病乃因病人素体阴虚阳亢，火灼津血以致瘀阻血络，加之外敷草药，客邪入脉，诱使病情加重。初拟养阴清热、活血通脉之剂获小效，药虽对症，但力所不逮，病情未得控制，之后又见头与右上肢相引抽掣，肝肾阴亏，风阳内动之征显露，改投吴氏三甲散，以异类灵动之品加强育阴潜阳，息风止痉，祛瘀通络作用，药后病势顿挫，以至痊愈出院。[程志清.古方今用三甲散——陆芷青教授经验介绍.浙江中医学院学报，1994，18（1）：26-27]

3. 血栓闭塞性脉管炎 郑某，男，45岁，农民。因涉水受寒而致足趾冷痛，西医诊为血栓闭塞性脉管炎，调治3月不效，1989年1月17日初诊：左足大趾色紫黯，触之不温，压之色苍白，足背动脉搏动微弱，舌质紫黯，脉细涩，证属寒凝血瘀，脉络痹阻，方拟三甲散加减：炙鳖甲、炙龟甲各10g，炮山甲、土鳖虫各6g，当归、白芍、僵蚕、蝉蜕、白芥子、麻黄、鹿角霜各10g，水煎服。5剂后复诊，疼痛大减，趾端转温，皮色转红。再进5剂，疼痛消失，嘱其上方隔日1剂，以巩固疗效，共服药18剂，遂愈。随防至今未复发。

按 三甲散攻坚破瘀，活血通络且能养血益阳，白芥子、麻黄、鹿角霜温阳通络化痰，脉管炎之寒因热因湿，痰瘀阻络，闭塞不通，而致筋腐肉烂骨损，皆由于瘀，三甲散切中病的，故能奏效。[康健，冯子轩.三甲散治疗疑难顽症举隅.陕西中医，1996，17（4）：170]

（六）头痛

陈某某，男，55岁。因反复头痛15年，复发1周，于1994年5月18日前来就诊。病人15年来常发生不明原因的头痛，常服颅痛定、去痛片及西比灵等药治疗。1周前因恼怒之后，头痛又作，前医书四逆散加味疏肝理气止痛，不效。余初诊时，症见病人持续性头胀痛，陈发性的刺痛，痛处多固定于巅顶部，饮食尚可，二便调和，舌质淡红，舌苔薄白，脉沉弦。思头痛日久，痛处固定，服理气药无效，据久病多瘀，久痛入络之理，当辨为瘀阻脑络之头痛，立破滞破瘀，通络止痛法，遂书王清任通窍活血汤（去麝香）服3剂后无效，思其与方中缺少芳香走窜通络行瘀之麝香有关，遂改用虫类动物药甚多的三甲散加减治疗，药用：穿山甲、土鳖虫、全蝎各5g（焙，研极细末以药汁冲服），鳖甲、龟板各15g（先煎半小时），牡蛎30g，僵蚕、蝉蜕、当归、川芎各12g，赤白芍各20g，甘草6g。病人服药2剂，头痛减大半，继服2剂，头痛全止。后以桃红四物汤加减养血活血以善后。[杜兴民，蒋建云.三甲散治疗血瘀头痛.四川中医，1995，（10）：24]

（七）痤疮性皮炎

李某，女，24岁。2009年5月23日初诊。病人15岁时，头、面、胸背部出现丘疹如刺，自觉患处硬结、时时瘙痒。多年来曾口服并外用西药治疗（具体药物不详），以及做面部皮肤护理等，效果均不理想，病情时轻时重，迁延反复。刻诊：病人颜面潮红，面部多发丘疹，丘疹如米粒样，融合成片，中夹有脓疱，尤以面颊部为重。患处瘙痒，夜卧不宁，心烦，口渴，喜凉饮，大便偏硬，舌质黯红，苔微黄，脉滑数。西医诊断：面部痤疮性皮炎。中医诊断：粉刺，证属瘀热内郁，化火蕴毒。治宜泄热活血祛风。方用三甲散加减。药物组成：制鳖甲20g，制龟甲20g，炮穿山甲8g，醉土鳖虫10g，生牡蛎 20g，黄芩 10g，蝉蜕 10g，赤芍药 12g，牡丹皮 10g，当归 10g，金银花 15g，荆芥 10g，防风 10g，紫草 10g，甘草 5g。日 1 剂，水煎 2 次取汁 300ml 分 2 次服。药尽 7 剂，丘疹萎缩淡化，瘙痒消失，无新皮损出现，余症同时缓解。上方续服 14 剂，丘疹消失，颜面光洁。

按 痤疮是男女青春发育期皮脂腺分泌过多或排泄不畅，皮脂淤积，毛囊口上皮过度角化所致，与丙酸杆菌感染等因素有关。中医学认为病人素体阳热偏盛是发病内因，过食辛辣肥甘厚味、外邪侵袭是发病外因。王教授认为本病由于邪热壅于肌肤，热毒蕴聚，导致气滞血瘀，故治疗应清热、活血、散瘀三者有机结合。三甲散加减方中黄芩、金银花清热解毒；赤芍药、牡丹皮、当归、紫草凉血活血；制鳖甲、制龟甲、炮穿山甲、醉土鳖虫、生牡蛎养血化瘀；荆芥、防风、蝉蜕祛风解毒。全方共奏郁热清、瘀血散、肿毒消的作用。[赖明生，刘涛，翟玉祥. 王灿晖应用三甲散治疗杂病临床举隅. 河北中医，2010，32（3）：327-328]

（八）前列腺肥大

薛某，男，67 岁，农民。排尿困难，小便涓滴不畅年余。10 天前小便闭而不通，小腹胀急窘迫，西医诊为前列腺肥大、尿潴留。行导尿术、抗生素、雌激素等治疗，症缓解。仍排尿不畅，点滴而下，1987 年 4 月 8 日求治于老先生。症见病人面色晦黯，形体消瘦，时以手揉按下腹，若有所苦，舌质紫暗，脉沉细而涩。结合病史现症，属癃闭无疑，瘀血凝滞窍络，膀胱气化不行，尿路受阻，小便因而难下，投三甲散活血化瘀，软坚散结，开阻通窍，药用炙龟甲、炙鳖甲、炮山甲、当归、白芍、蝉蜕、僵蚕、大黄、猪苓、泽泻各 10g，土鳖虫 6g，水煎服。4 月 12 日二诊，三剂后小便渐多，1 天 10 数次，滴沥之势大减。惟觉体倦气短，上方加黄芪 15g。4 月 18 日 3 诊，5 剂后排尿已不困难，其病若失。嘱其金匮肾气丸常服，以善其后。

按 前列腺增生而致尿路障碍形成癃闭，多发生于老年人，肾虚气化不利为本，血瘀尿路障碍为标，本虚标实，本缓标急，三甲散攻坚散结，开阻通塞争则治标，肾气丸温补肾阳，化气行水以固其本，故经年沉痼愈之有期。

[康健，冯子轩.三甲散治疗疑难顽症举隅.陕西中医，1996，17（4）：170]

（九）声带小结

林某，女，32岁，教师，1992年3月8日诊。声音嘶哑半年余，近来加剧。间接喉镜检查：两侧声带轻度充血、肿胀，右侧声带前、中1/3交界处边缘有一粟米状小结，色暗红，声门闭合不良。诊断：声带小结。经用抗生素、激素、超声雾化等治疗效果不显。咽喉干燥，咽后壁淋巴滤泡增殖而干，舌红，脉细涩。治以活血化瘀，软坚散结。予三甲散加减治疗，服10剂后，发音渐亮朗，复查声带小结明显缩小。原方续进20剂，复检声带小结消失，咽喉诸症告退，声音清亮，随访2年，未见复发。

按 声带小结属中医学慢喉喑范畴。常因多言损气，肺气虚弱，喉失所养，或肺虚及脾，脾不化湿，痰湿内生，脾虚气滞，气滞血凝，以致声门气血瘀滞，痰浊凝聚，声带渐成小结，日久不消，声音嘶哑。治疗当以活血化瘀散结为主。三甲散原载吴又可《温疫论》下卷，主治外感病客邪胶固血脉。三甲散加减方以鳖甲配玄参、浙贝母、夏枯草养阴清热，软坚散结，清润以滑痰；土鳖虫、炮穿山甲、桃仁、当归、赤芍、丹参活血化瘀消结；柴胡配夏枯草疏气宣郁，清热散结，且以蝉蜕开音。诸药合用，共奏活血化瘀，软坚散结开音之功。[颜冬明.三甲散加减治疗声带小结38例.新中医，1998，30（2）：47-48]

【临床应用】

（一）慢性肝炎肝纤维化

治疗62例，疗程6个月，总有效率85.48%。药用：鳖甲、龟甲、白芍各2份，穿山甲、土鳖虫、煅牡蛎、蝉蜕、僵蚕、当归、甘草各1份的比例制成。10g/次，2次/天饭后口服。3个月为一疗程，连用2个疗程。[蒲晓东.三甲散治疗慢性肝炎肝纤维化62例临床观察.江苏中医药，2008，40（11）：67-68]

（二）慢性肝炎高 γ-球蛋白血症

治疗48例，治疗2个疗程（6个月），总有效率达85.4%。药用：炙鳖甲 10g，炙龟甲 10g，煅牡蛎 30g，炮穿山甲 9g，僵蛹 20g，土鳖虫 10g，当归 12g，赤芍药 10g，桃仁 10g，丹参 20g，枸杞子 12g，麦门冬 12g，焦山楂 12g。加减法：兼气虚者加黄芪、党参；兼气滞者加柴胡、郁金、香附；兼湿热者加茵陈、龙胆草、车前子；湿重者加半夏、陈皮、生薏苡仁；阴虚者加生地黄、石斛；肝痛明显者加炒五灵脂、生蒲黄，或三棱、莪术；肝脾肿大者重用丹参 30g，加郁金 30g；HbsAg 阳性者加生贯仲、生地榆、板蓝根、大青叶；ALT 增高者加干垂盆草、田基黄、板蓝根。该方对各证型均同样有效，对慢性肝炎高 γ-球蛋白血症疗效较佳，有抗肝纤维化的功效。[张志银. 加味三甲散治疗慢性肝炎高 γ-球蛋白血症 48 例. 上海中医药杂志，2001，（9）：18-19]

（三）声带小结

治疗 38 例，痊愈 9 例，显效 20 例，有效 5 例，无效 4 例。药用：醋制鳖甲 15g，酒制土鳖虫、炮穿山甲、桃仁、当归、赤芍、丹参、玄参、浙贝母、夏枯草各 10g，柴胡 6g，蝉蜕 4g。1 个月为一疗程。加减：阴虚明显者，加生地黄 12g，麦冬 10g；脾虚有湿邪者，加白术、茯苓、山楂各 10g。[颜冬明. 三甲散加减治疗声带小结 38 例. 新中医，1998，30（2）：47-48]

【药理研究】

抗肝纤维化

三甲散可降低四氯化碳所致大鼠的转氨酶、羟脯氨酸（Hyp）、血清透明质酸（HA）、层黏蛋白（LN）、三型前胶原（PⅢNP）、四型胶原（PⅣP），具有保肝、抗肝纤维化作用，其机制与大鼠肝组织中转化生长因子（TGF-β）、肝再生增强因子（ALR）有关。[刘莎，杨林，蒲晓东，等. 三甲散对实验性肝纤维化大鼠 TGF-β 及 ALR 的影响. 中国实验方剂学杂志，2011，17（13）：174-177]

【临证提要】

本方用于邪结营血，脉络不通疼痛、发热等证。吴又可加减法如下：素有老疟或瘅疟者，加牛膝一钱，何首乌一钱；若素有郁痰者，加贝母一钱；

有老痰者，加瓜蒌霜五分；若咽干作痒者，加天花粉、知母各五分；若素燥咳者，加杏仁（捣烂）一钱五分；若素有内伤瘀血者，倍土鳖虫，如无土鳖虫，以干漆（炒烟尽为度，研末）五分，及桃仁（捣烂）一钱代之。

近年来三甲散广泛用于各种内伤杂病的治疗，如肝纤维化，结缔组织病，以及五官科疾病如声带息肉等。此外，尚有不少吴又可三甲散的古今演变，以资临证借鉴。

薛生白在《湿热病篇》对吴又可三甲散做了进一步发挥，他认为湿热深入营血，瘀热凝滞脉络，导致灵机不运，亦可仿此方治疗，并立薛氏三甲散。"湿热证七八日，口不渴，声不出，与饮食亦不却，默默不语，神识昏迷，进辛香凉泄，芳香逐秽俱不效，此邪入厥阴，主客浑受，宜仿吴又可三甲散，醉土鳖虫、醋炒鳖甲、土炒穿山甲、生僵蚕、柴胡、桃仁泥等味。"可供临床参考。

干祖望以本方加减创加减三甲散，用于喉癌前病变。14 天为 1 个疗程，治疗 3 个疗程后观察疗效，总有效率 94.3%。药物组成：三棱 10g、莪术 10g、穿山甲 15g、蝉蜕 5g、鳖甲 15g、昆布 10g、海藻 10g、桃仁 5g、红花 5g、落得打 10g。[邹浩波，李云英，陈彩凤. 干氏加减三甲散治疗喉癌前病变 35 例临床观察. 江苏中医药，2012，44（5）：37-38]

此外，研究报道，改良三甲散（龟板、鳖甲、牡蛎、土鳖虫、地龙、何首乌、刺五加、当归）具有一定的益智、抗痴呆作用。动物实验表明，该方对大脑中动脉阻断大鼠模型，有一定的脑保护作用，其机制与抑制血小板聚集，减轻自由基对脑组织的损伤，从而达到缩小脑梗死面积的作用。临床研究也显示，该方对血管性痴呆有效。[周晓平，刘涛. 三甲散药效及临床研究. 中成药，2011，33（7）：1213-1216]

需要注意的是，本方攻逐瘀血，药性较猛，故脾胃不和慎用，或对方中药物进行合理炮制，以减其峻猛之性，吴又可云："善呕者，勿用"，"胃弱欲作泻者，宜九蒸九晒"。此外，"服后病减半勿服。"

下篇
被忽略的名方

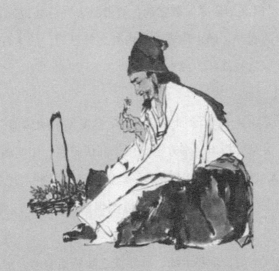

～ 白虎汤 ～

【来源】《温疫论》上卷。

【组成】石膏—两 知母五钱 甘草五钱 炒米—撮

【用法】加姜煎服。

【功效】清解阳明。

【主治】温疫，大渴，大汗，通身发热，脉长洪而数。以及瘟疫里证下后，里无壅滞，身微热，神思或不爽，脉浮而微数。

【方解与方论】

本证为阳明气分热盛所致，故用石膏、知母清泻阳明火热，甘草、粳米、生姜和中。

吴又可云："白虎汤辛凉发散之剂，清肃肌表气分药也。盖毒邪已溃，中结渐开，邪气分离膜原，尚未出表，然内外之气已通，故多汗，脉长洪而数。白虎辛凉解散，服之或战汗，或自汗而解。"

【临证提要】

本方即《伤寒论》白虎汤加生姜，用于瘟疫见阳明热盛，或下后阳明气分热邪未尽者。吴又可指出，本方不宜用于邪伏膜原、阳明腑实，邪伏膜原，"误用白虎，既无破结之能，但求清热，是犹扬汤止沸也。若邪已入胃，非承气不愈，误用白虎，既无逐邪之能，徒以刚悍而伐胃气，反抑邪毒，致脉不行，因而细小。"

吴又可于元气不足，余热未除，脉浮按之豁然而空者，加人参益气养阴。"若大下后或数下后，脉空浮而数，按之豁然如无，宜白虎汤加人参，覆杯则

汗解。"此外，服白虎汤后热不解、不得汗，"因精液枯竭也，加人参覆卧则
汗解。"

~∽ 承 气 汤 ∽~

【来源】《温疫论》上卷。

【组成】大承气汤：大黄五钱　厚朴一钱　枳实一钱　芒硝三钱

　　　　小承气汤：大黄五钱　厚朴一钱　枳实一钱

　　　　调胃承气汤：大黄五钱　芒硝二钱五分　甘草一钱

【用法】水姜煎服。

【功效】泻热通便。

【主治】邪传里之中下者，烦躁发热，潮热而渴，心腹胀满、腹时痛，不
呕不吐，或燥结便闭，或热结旁流，或协热下利，或大肠胶闭，鼻如烟煤，
舌上纯黄色，通舌变黑生刺，脉沉而数。

【方解与方论】

本证因阳明腑实，热邪结聚所致，故用大黄攻积泄热，热结较重者再加
芒硝泻热软坚，枳实、厚朴有行气导滞之功，病情不重者则宜甘草缓急
和中。

吴又可云："三承气汤，功用仿佛。热邪传里，但上焦痞满者，宜小承气
汤；中有坚结者，加芒硝软坚，惟存宿结而有瘀热者，调胃承气宜之。三承
气功效俱在大黄，余皆治标之品也。"

【临证提要】

吴又可提出的应下诸证，是承气汤使用的主要依据，包括：舌白苔渐变
黄苔，舌黑苔，舌芒刺，舌裂、舌短、舌硬、舌卷，白砂苔，唇燥裂、唇焦
色、唇口皮起、口臭、鼻孔如烟煤、目赤、咽干、气喷如火、小便赤黑涓滴

71

作痛、大便极臭、扬手踯足、脉沉而数，潮热，心下满、心下高起如块、心下痛、腹胀满、腹痛按之愈痛、心下胀痛，头胀痛，小便闭，大便闭，转屎气极臭，大肠胶闭，协热下利、热结旁流，四逆、脉厥、体厥，发狂。

他特别指出使用承气汤当勿拘于结粪，"其人平素大便不实，虽胃家热甚，但蒸作极臭，状如黏胶，至死不结"，"况多有溏粪失下，但蒸作极臭如败酱，或如藕泥，临死不结者，但得秽恶一去，邪毒从此而消，脉证从此而退。"可见胃热极盛，也可出现大便胶黏者，也可用承气汤下之。

吴又可提出承气汤因人强弱、因邪轻重、因病缓急而区别使用原则："谅人之虚实，度邪之轻重，察病之缓急，揣邪气离膜原之多寡"。因此，体弱，邪少，宜减量服药，"时疫身体羸弱，言不足以听，气不足以息，得下证少与承气。"病急者宜大承气汤，病缓者则宜小承气汤或调胃承气汤。

此外，下之不通者，当注意抚养正气，"用大小承气连下，惟是臭水稀粪而已，于承气汤中但加人参一味服之，虽三四十日所停之完谷及完肉于是方下。盖承气藉人参之力鼓舞胃气，宿物始动也。"

～∽ 桃仁承气汤 ∽～

【来源】《温疫论》上卷。

【组成】大黄　芒硝　桃仁　当归　芍药　丹皮

【用法】照常煎服。

【功效】泄热逐瘀。

【主治】蓄血，胃实失下，热留血分致瘀血，至夜发热者。

【方解与方论】

本证因瘀热内结所致，故用大黄泻热逐瘀，芒硝泻热软坚，桃仁、芍药、当归、丹皮活血化瘀。

【临证提要】

本方即《伤寒论》桃核承气汤去桂枝、甘草，加当归、芍药、丹皮而成，原无剂量，可参考吴鞠通《温病条辨》方所订剂量：大黄（五钱），芒硝（二钱），桃仁（三钱），当归（三钱），芍药（三钱），丹皮（三钱）。

吴又可认为本方服药后以"热除"为愈，吴鞠通则认为"得下止后服，不知再服"。可见，本方的临床疗效当以热除、下利为标准。

茵 陈 汤

【来源】《温疫论》上卷。

【组成】 茵陈一钱　山栀二钱　大黄五钱

【用法】 水姜煎服。

【功效】 清热利湿退黄。

【主治】 黄疸，身目如金者。

【方解与方论】

本证因湿热内蕴所致，故用茵陈清热利湿退黄，栀子清热泻火，大黄泄热通便。

吴又可云："茵陈为治疸退黄之专药，今以病证较之，黄因小便不利，故用山栀除小肠屈曲之火，瘀热既除，小便自利。当以发黄为标，小便不利为本。及论小便不利，病原不在膀胱，乃系胃家移热，又当以小便不利为标，胃实为本。是以大黄为专功，山栀次之，茵陈又其次也。设去大黄而服山栀、茵陈，是忘本治标，鲜有效矣。或用茵陈五苓，不惟不能退黄，小便间亦难利"。

【临证提要】

本方出自《伤寒论》，为治疗湿热黄疸之基本方。吴又可茵陈汤虽与仲景茵陈蒿汤药味相近（多生姜一味），但在药量的比例上不同，吴氏方茵陈与大黄之比为 1∶5，而仲景方为 3∶1，因此本方泻热逐瘀之功更著。

～ 瓜 蒂 散 ～

【来源】《温疫论》上卷。

【组成】甜瓜蒂一钱　赤小豆二钱，研碎　生山栀仁二钱

【用法】上用水二钟，煎一钟，后入赤豆，煎至八分，先服四分，一时后不吐，再服尽。吐之未尽，烦满尚存者，再煎服。如无瓜蒂，以淡豆豉二钱代之。

【功效】涌吐痰涎。

【主治】温疫胸膈满闷，心烦喜呕，欲吐不吐，虽吐而不得大吐，腹不满，欲饮不能饮，欲食不能食。

【方解与方论】

本证因痰阻胸膈所致，故用瓜蒂味苦性升催吐，赤小豆味苦酸，与瓜蒂配合，有酸苦涌吐之功，栀子轻清郁热。

【临证提要】

本方即《伤寒论》瓜蒂散加栀子而成，具有涌吐之功，用于胸痞、呕恶、体实者。

～ 柴 胡 汤 ～

【来源】《温疫论》上卷。

【组成】柴胡三钱 黄芩一钱 陈皮一钱 甘草一钱 生姜一钱 大枣二枚

【用法】照常煎服。

【功效】清解少阳，理气和胃。

【主治】盗汗。

【方解与方论】

本证因少阳郁热所致，故用柴胡、黄芩清解少阳郁热，陈皮理气和胃，甘草益气和中，生姜、大枣外和营卫、内调脾胃。

【临证提要】

本方由《伤寒论》小柴胡汤去半夏、人参，加陈皮而成，吴又可云："古方用人参半夏，今表里实，故不用人参。无呕吐，不加半夏。"可见，对少阳病正气不虚者宜。

∽ 黄 芪 汤 ∽

【来源】《温疫论》上卷。

【组成】黄芪三钱 五味子三钱 当归一钱 白术一钱 甘草五分

【用法】照常煎服。

【功效】益气养血，健脾敛汗。

【主治】时疫愈后，脉静身凉，数日后反得盗汗及自汗者。

【方解与方论】

本证因病后气血不足，津液不固所致，故用黄芪、白术、甘草健脾益气固表，当归养血和营，五味子收敛止汗。

【临证提要】

本方用于体虚汗证，吴又可云："汗未止，加麻黄净根一钱五分"，以增强其收敛之功。

柴胡养营汤

【来源】《温疫论》上卷。

【组成】柴胡　黄芩　陈皮　甘草　当归　白芍　生地　知母　天花粉

【用法】姜枣煎服。

【功效】清解少阳，滋阴养血。

【主治】阴虚，表有余热。以及妇人时疫，经水适断，血室空虚，其邪乘虚传入，邪胜正亏，经气不振，不能鼓散其邪。

【方解与方论】

本证属于阴血不足，少阳郁热，故用柴胡、黄芩清解少阳，知母、天花粉、生地滋阴清热，当归、白芍养血和营，陈皮、甘草和中。

【临证提要】

本方即柴胡汤、清燥养阴汤合方而成，少阳病兼阴血虚者宜。

蒌贝养营汤

【来源】《温疫论》上卷。

【组成】知母　天花粉　贝母　瓜蒌实　橘红　白芍　当归　紫苏子

【用法】水姜煎服。

【功效】滋阴养血，理气化痰。

【主治】阴虚，痰涎涌甚，胸膈不清者。

【方解与方论】

本证属于阴血不足，痰热气滞，故用知母、天花粉、当归、白芍滋阴养血清热，贝母、瓜蒌清热化痰，苏子、橘红理气化痰。

【临证提要】

本方可用于痰阻气滞，阴血不足之胸膈、咽部梗阻。

～ 柴胡清燥汤 ～

【来源】《温疫论》上卷。

【组成】柴胡 黄芩 陈皮 甘草 天花粉 知母

【用法】姜枣煎服。

【功效】和解少阳，滋阴润燥。

【主治】下后或数下，热不能顿除。

【方解与方论】

本证属少阳郁热，兼阳明阴伤燥热所致，故用柴胡、黄芩清解少阳，知母、花粉清热润燥，陈皮、甘草和中。

【临证提要】

本方即柴胡养营汤去当归、芍药、生地而成，用于少阳病兼阳明津伤燥热者。吴又可用于下后，余热未除，缓剂调理之方。也可用于下后，里邪去，郁阳暴伸，脉大而加数者，吴又可云："去花粉、知母，加葛根，随其性而升泄之。"

～ 半夏藿香汤 ～

【来源】《温疫论》上卷。

【组成】半夏一钱五分　真藿香一钱　干姜炒，一钱　白茯苓一钱　广陈皮一钱　白术炒，一钱　甘草五分

【用法】水姜煎服。

【功效】健脾温阳，化湿和胃。

【主治】胃气虚寒，少进粥饮，便欲吞酸。

【方解与方论】

本证因脾胃虚寒，痰湿内停，胃气上逆所致，故用二陈汤降逆和胃，藿香芳香化湿，干姜、白术温阳健脾。

【临证提要】

本方用于吞酸呕恶，临证当注意无口渴、发热，否则为胃热所致，不宜使用本方。

～ 人参养营汤 ～

【来源】《温疫论》上卷。

【组成】人参八分　麦冬七分　辽五味一钱　地黄五分　归身八分　白芍药一钱五分　知母七分　陈皮六分　甘草五分

【用法】照常煎服。

【功效】益气养血滋阴。

【主治】肢体振战，怔忡惊悸，心内如人将捕之状，四肢反厥，眩晕郁冒，项背强直，并前循衣摸床撮空等症，此皆大虚之候，将危之证也，急用人参养营汤。

时疫下后，气血俱虚，神思不清，惟向里床睡，似寐非寐，似寤非寤，呼之不应，此正气夺，与其服药不当，莫如静守虚回，而神思自清，语言渐朗，若攻之脉必反数，四肢渐厥，此虚虚之祸，危在旦夕，凡见此证，表里

无大热者，宜人参养荣汤补之。

【方解与方论】

本证因气血不足，余热未尽所致，故用人参益气，当归、白芍、生地养血滋阴，知母、麦冬滋阴清热，五味子、甘草酸甘化阴，陈皮理气和中。

【临证提要】

人参养营汤源于《太平惠民和剂局方》，原方由人参、白术、茯苓、甘草、当归、熟地、白芍、肉桂、黄芪、陈皮、远志、五味子、生姜、大枣等组成，具补益气血之功。吴又可于原方减甘温之品，加知母、麦冬等甘寒清热润燥，用于疫病后期调治。若气虚者也可加黄芪，"大病愈后数日，每饮食及惊动即汗，此表里虚怯，宜人参养荣汤倍黄芪。"本方今用于病毒性心肌炎，阴血不足者有效，血瘀加桃仁、红花；痰浊加瓜蒌、半夏、石菖蒲。

∽ 六 成 汤 ∾

【来源】《温疫论》上卷。

【组成】当归一钱五分　白芍药一钱　地黄五钱　天门冬一钱　肉苁蓉三钱　麦门冬一钱

【用法】照常煎服。

【功效】滋阴养血，润肠通便。

【主治】大便不行，谷道夯闷。

【方解与方论】

本证因阴血不足，肠道失润所致，故用当归、芍药、地黄、天麦冬养血滋阴，肉苁蓉润肠通便。

【药理研究】

抗衰老

六成汤含药血清能减少衰老细胞的 G_1 期阻滞，调节细胞周期及凋亡相关蛋白表达，减少细胞凋亡，具有抗衰老作用。[李佳佳，马健. 六成汤含药血清抗 MRC-5 衰老的分子机制研究. 中医学报，2013，(6)：841-843]

【临证提要】

本方用于肠燥便秘，若不愈者可用六味地黄丸去泽泻。本方亦可用于肝肾不足诸证，现代药理研究发现，此方有一定的抗衰老作用，可供临床参考。

❧ 七 成 汤 ❧

【来源】《温疫论》上卷。

【组成】 补骨脂炒，锤碎，三钱　熟附子一钱　辽五味八分　白茯苓一钱　人参一钱　甘草炙，五分

【用法】 照常煎服。

【功效】 益气补肾。

【主治】 每至黎明，或夜半后，便作泄泻，脉迟细而弱。

【方解与方论】

本证因肾阳不足，故用附子、补骨脂温补肾阳，以益先先天；人参、茯苓、甘草健脾益气，培补后天；五味子收涩止泻。

【临证提要】

本方用于五更泄，若不愈者，可用八味丸，倍附子。

❧ 猪 苓 汤 ❧

【来源】《温疫论》上卷。

【组成】猪苓二钱　泽泻一钱　滑石五分　甘草八分　木通一钱　车前二钱

【用法】灯心煎服。

【功效】清利湿热。

【主治】小便急数，或白膏如马遗。

【方解与方论】

　　本证因膀胱湿热所致，故用猪苓、泽泻、木通、车前子利尿通淋，滑石、灯芯清热利湿，甘草清热解毒。

【临证提要】

　　本方即《伤寒论》猪苓汤去茯苓、阿胶，加木通、车前、甘草而成，清利湿热之功较胜，而养血止血之力则逊，用于下焦湿热，小便不利、白浊等证。

～ 桃 仁 汤 ～

【来源】《温疫论》上卷。

【组成】桃仁三钱，研如泥　丹皮一钱　当归一钱　赤芍一钱　阿胶二钱　滑石二钱

【用法】照常煎服。

【功效】化瘀止血，清利湿热。

【主治】溺血、蓄血。

【方解与方论】

　　瘀血阻络，血不循经而致尿血，宜活血止血，药用桃仁、当归、丹皮、赤芍活血化瘀，阿胶养血止血，滑石清利湿热。

【临证提要】

　　下焦蓄血，小腹痛，按之硬痛，小便自调，吴又可常加加大黄三钱于方

中，增强其活血通瘀之功，病重者可用《伤寒论》抵当汤。

⌒◦ 四 苓 汤 ◦⌒

【来源】《温疫论》下卷。

【组成】茯苓 二钱　泽泻 一钱五分　猪苓 一钱五分　陈皮 一钱

【用法】取长流水煎服。

【功效】清利湿热。

【主治】停饮，引饮过多，自觉水停心下。

【方解与方论】

饮停心下，故用茯苓、泽泻、猪苓利水渗湿，陈皮理气和中，以达气行则水行之效。

吴又可云："古方有五苓散，用桂枝者，以太阳中风，表证未罢，并入膀胱，用四苓以利小便，加桂枝以解表邪，为双解散，即如少阳并于胃，以大柴胡通表里而治之。今人但见小便不利，便用桂枝，何异聋者之听宫商。胃本无病，故用白术以健中，今不用白术者，疫邪传胃而渴，白术性壅，恐以实填实也。加陈皮者，和中利气也。"

【临证提要】

本方即张仲景五苓散去桂枝、白术，加陈皮而成，用于中焦饮停，对无脾虚、阳虚者，较为适宜。

⌒◦ 安神养血汤 ◦⌒

【来源】《温疫论》下卷。

【组成】茯神　枣仁　当归　远志　桔梗　芍药　地黄　陈皮　甘草

【用法】加龙眼肉，水煎服。

【功效】养血安神。

【主治】劳复。

【方解与方论】

心主血藏神，大病心血不足则神不安，故用当归、白芍、地黄滋阴养血，茯神、远志、枣仁安神定志，桔梗引诸药上达，陈皮、甘草和中。

【临证提要】

本方可用于血虚失眠、心悸等。

～◆ 槟芍顺气汤 ◆～

【来源】《温疫论》下卷。

【组成】槟榔　芍药　枳实　厚朴　大黄

【用法】生姜煎服。

【功效】行气消积，缓急止痛。

【主治】疫痢兼证，下痢脓血，更加发热而渴，心腹痞满，呕而不食。

【方解与方论】

本证因肠腑热积气滞血瘀所致，故用大黄泻热通腑逐瘀，厚朴、枳实、槟榔行气导滞，芍药缓急和络止痛。

【临证提要】

本方可用于痢疾实热壅滞气血不和之实证。

雷丰传世名方

上 篇
雷丰学术思想

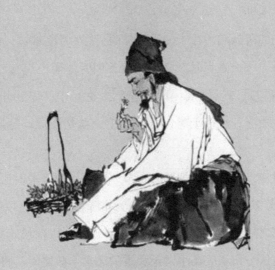

雷丰，晚清名医，字存松，一字少逸，晚年自号侣菊。约生于清道光十三年（1833 年），卒于光绪十四年（1888 年）。祖籍福建浦城，自幼从其父雷逸仙移居浙江衢县。其父曾随程芝田学医，自闽来衢后，即行医于市。雷丰家学渊源，多闻博识，长于诗文、书画、医学，旁及星卜，有医术、丝竹、书画三绝之誉。雷丰自幼随父习医，继承家学，长于温病及时证治疗。

雷丰感于古医专论时病者少，故于光绪八年岁次壬午（1882 年）著《时病论》八卷，专论时令之病。此书详述时病的命名分类、鉴别辨析、治疗用药，见解独特，自成体系，一经问世，即广为流传。后人对本书广为增补批注，如陈秉钧逐条批注著《加批时病论》，以为课徒之本。何筱廉重加按语，并新增陆晋笙《新编雷丰六十法歌诀》著《增订时病论》。

雷丰第三子雷大震，字福亨，亦承父业，雷丰弟子江诚、程曦亦为当时名医，三人曾合纂《医家四要》，与《时病论》、以及雷丰觅父方案遗稿而得之程氏遗著《医法薪传》合称为《雷丰三书》。

雷少逸《时病论》的学术思想特点如下：

（一）知时论证

雷丰对时病的辨认和治疗十分强调知时，"医者之难也，而其最难者，尤莫甚于知时论证，……是为时医必识时令，因时令而治病"。基于此，《时病论》全书的内容均是以《素问·阴阳应象大论》中"冬伤于寒，春必病温；春伤于风，夏生飧泄；夏伤于暑，秋必痎疟；秋伤于湿，冬生咳嗽"四句原文为纲。

雷丰认识时病，十分注意把握时令节气特征，他批驳时医，"不究六气者多"，以致论病颇多谬误。如伤寒，多认为霜降以后、春分以前感之而得，雷氏则认为，霜降之后燥金司令，感之为凉燥；春分以前风木司权，感之风邪为患。因此，他认为伤寒应在小雪至大雪的寒水主政之时。再如湿温，"议论纷纷，后学几无成法可遵"。雷丰通过分析认为："当宗夏末秋初为界限也。

所有前言温病复感于湿，盖温病在春，当云温病夹湿；言素伤于湿，因而中暑，暑病在夏，当云中暑夹湿；皆不可以湿温名之。"

（二）新伏论病

雷氏认为无论春夏秋冬，每个季节的时病均分为新感和伏气两类。四季新感均为感邪即发，伏气为感邪后发。新感，如冬季之伤寒、中寒、冒寒等；春季之伤风、冒风、中风等；夏季有中暑、暑风等；秋季有伤湿、中湿、冒湿、秋燥等。伏气，春季如春温、风温等；夏季如飧泄等；秋季如疟病、伏暑、秋暑等；冬季如咳嗽等。并据此对 74 种时病（包含附录两病）进行了病因病机、临床特点、治疗方药的详细论述，颇有其独特之处。

雷丰对伏气致病特点的认识颇能独树一帜，阐述详明。他认为伏气发病大致分成二类：一为不因外邪触动，伏气自内达表者；一为再感新邪，引动伏气而发者。并对邪伏部位做了明确的阐述，如冬伤于寒，寒邪可伏藏于肌肤或少阴，"其藏肌肤者，劳苦动作多汗之人，其藏少阴者，都是冬不藏精，肾脏内亏之辈"。他还特别指出，风、湿、燥邪发病的特点，如洞泄，"盖因风木之邪，留连既久，木气克土，则仓廪不藏而为洞泄，可见是病，亦由伏气所致也"。再如，伤湿内郁于脾，可酿痰袭肺而发病。

（三）轻重论治

对具体的疾病，雷丰十分注重邪犯浅深、病情轻重的辨析，以此为基础制定相应方药进行治疗。他将同一病邪引起的疾病根据深浅部位不同分为冒、伤、中。如感受风邪有冒风、伤风、中风，感受湿邪有冒湿、伤湿、中湿；感受暑邪有冒暑、伤暑、中暑；感受寒邪的有冒寒、伤寒、中寒。冒是指邪犯于肌表，伤是指外邪犯于脏腑而病势较缓者，中是指邪气直接犯于脏腑的病情较急重者。如论述风邪致病时，雷丰指出："夫风邪之为病，有轻重之分焉，轻则曰冒，重则曰伤，又重则曰中。"界限清楚，轻重明析，则立法用药上也能做到谨守病机。

雷丰的一般治疗原则是：冒只需轻剂解表，伤则用药稍峻，中则逐邪开闭，窍通神苏。如微辛轻解法治冒风，解肌散表法治伤风，顺气搜风法、活血祛风法、宣窍导痰法等治中风；清凉涤暑法治冒暑，辛温解表法、清凉涤暑法治伤暑，清暑开痰法治中暑；宣疏表湿法治冒湿，辛散太阳法、通利州都法治伤湿，增损胃苓法合苏合香丸治中湿；辛温解表法治冒寒，辛散太阳法治伤寒，甘热祛寒法治中寒等。

（四）法方合一

在具体处方用药上，雷丰的一大特色是以法代方，全书共录时病治疗 60 法（方），但细查雷丰拟用诸法，不难发现，其用药多是古方，或在其基础上加减变化而成。如解肌散表法即仲景桂枝汤，补气升阳法即东垣的补中益气汤，化痰顺气法即局方二陈汤加木香、厚朴组成，楂曲平胃法即平胃散加炒山楂、神曲、鸡内金，润下救津法即调胃承气汤、增液汤合方。以上以法统方形式，较之照搬古方，更能体现雷丰治疗用药时方以法立、药与法合的特色，真正做到了方法合一。

（五）知常达变

雷丰强点治病用药贵在知常达变，他指出六气之常法："初起因于风者，宜以解肌散表法；因于寒者，宜以辛温解表法；因于暑者，宜以清凉涤暑法；因于湿者，宜以增损胃苓法；因于燥者，宜以苦温平燥法；因于火者，宜以清凉透邪法，此皆言初患六气之常证，通用之定法也。"并进一步指出，"至于反常之变证，不定之活法，则又不可不知。如春温条中，有舌绛齿燥，谵语神昏，手足瘛疭，昏愦不语之变；湿温条中，有或笑或痉，撮空理线，舌苔黄刺，转焦黑之变，然而亦非一定之变也。须知春温亦有湿温之变证，湿温亦有春温之变证。论中不能印定，须活法而通治之，此不特春温、湿温可以会通，而暑温、冬温，以及诸病皆有此等变化，悉可以通治之。"从《时病论》全书看，邪热伤阴，舌绛齿燥，通用清热保津法；热扰神明，神昏谵语，通用祛热宣窍法；热极生风，手足瘛疭，通用清离定巽法；痰闭心包，昏愦不语，通用宣窍导痰法。以上均体现了雷丰治疗时病知常达变的用药特色。

（六）注重宣透

雷丰对时病初起，总以宣泄肺卫为主，如辛凉解表法、清凉涤暑法、清宣化湿法等。如辛凉解表法用药皆以"轻透其表"、"宣解其风"、"开其肺气"是新邪、伏邪透达为主。对伏气温病,雷丰尤其强调要尽早透邪,如清凉透邪法、清凉透斑法等,皆用轻清透热药。

综上所述,雷丰对时病发病的论述、立法用药均有其独到的见解,亦经得起实践的检验,正如雷丰所言"不但治时病可以融会,即治杂病亦有贯通之妙",其思想值得我们认真品味研究。

中 篇
屡试屡效方

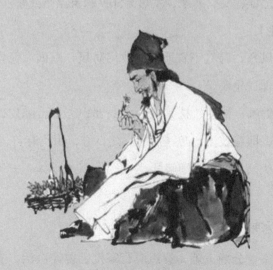

辛温解表法

【来源】《时病论》卷之一。

【组成】防风—钱五分　桔梗—钱五分　杏仁—钱五分，去皮尖，研　广陈皮—钱　淡豆豉三钱

【用法】加葱白五寸煎。

【功效】辛温解表，宣肺止咳。

【主治】春温初起之证，头身皆痛，寒热无汗，咳嗽口渴，舌苔浮白，脉息举之有余，或弦或紧，寻之或滑或数。

风寒，寒热头痛，汗出不多，或咳嗽，或体酸，脉来浮大，或兼弦紧。

寒疫，初起头痛、身疼，寒热无汗，或作呕逆，人迎之脉浮紧。

秋暑，秋凉之证，头痛恶寒，发热无汗，脉象浮弦或紧。

【方解与方论】

本证因外感风寒，肺气不宣所致，故用防风、豆豉、葱白辛温解表，陈皮、桔梗、杏仁理气化痰。

雷丰云："防风、桔梗，祛其在表之寒邪；杏子、陈皮，开其上中之气分；淡豉、葱白，即葱豉汤，乃《肘后》之良方，用代麻黄，通治寒伤于表。表邪得解，即有伏气，亦冀其随解耳。"

【验案精选】

（一）产后寒疫

豫章邱某之室，分娩三朝，忽患时行寒疫。曾经医治，有守产后成方用生化者，有遵丹溪之法用补虚者，佥未中的，而热势益张。邀丰诊之，脉似

切绳转索，舌苔满白，壮热汗无。丰曰：此寒疫也，虽在产后，亦当辛散为治。拟用辛温解表法去桔梗，加芎、芷、干姜、黑荆、稽豆，嘱服二剂，则热遂从汗解，复用养营涤污之法，日渐而瘳。（《时病论》）

（二）外感风寒

杜某，男，48 岁，1981 年 12 月 13 日初诊。外感风寒，恶寒发热，无汗头痛，周身酸痛，鼻塞流涕，咳嗽，咳痰清稀，舌苔薄白，脉象浮紧。药用：荆芥 9g，苏叶 9g，防风 9g，细辛 6g 后下，羌活 9g，川芎 6g，杏仁 9g 冲，前胡 6g，陈皮 9g，淡豆豉 10g，生姜 10g，葱白 2 枚，甘草 6g。嘱上方 1 剂，每次煎 15 分钟即可，续服 2 次，温服取被而卧，得汗其病可愈。二服后稍顷果然汗出而寒热退，次日再服后，咳止诸症消除而病瘥。

按 张泽仁老中医于外感风寒，恶寒发热，头身疼痛，无汗，咳嗽，吐白痰，舌苔薄白，脉浮者，常用雷丰辛温解表法加荆芥、苏叶、细辛、前胡治之。[吴敏，张建生. 张泽仁老中医治疗外感病经验简介. 云南中医杂志，1985，（5）：28-30]

【临证提要】

本方为雷丰代替麻桂治疗风寒之代表方，雷丰认为即使如春温等伏热自内而发，如因风寒引动，风寒表证确在者，也当先用此法解表。如热病，"倘有恶寒相兼，脉象举取浮紧，是有夏时暴寒所加，寒在外而热在里，先用辛温解表法，以透其外，外邪得透，再用清凉之剂，以荡其里热也。"再如冬温，"先感温气，即被严寒所侵，寒在外而温在里，宜用辛温解表法先去寒邪，继用凉解里热法而清温气。"可供临床参考。

若表邪较重，辛温解表法未获效，雷丰提出可用苏羌饮（紫苏、羌活、防风、陈皮、淡豉、生姜、葱白）治疗。

雷丰提出的加减法如下：兼痰，益以苓、夏；兼食者，加入神、楂；呕逆加茯苓、半夏；便泻加厚朴、木香。此外，阴暑，"脉浮弦有力，或浮紧，头痛恶寒，身形拘急，肢节疼痛而心烦，肌肤大热而无汗"，可于本法内去防风，加香薷、藿香。

❧ 凉解里热法 ❧

【来源】《时病论》卷之一。

【组成】鲜芦根五钱　大豆卷三钱　天花粉二钱　生石膏四钱　生甘草六分

【用法】新汲水煎服。

【功效】清热生津。

【主治】暑温、冬温、春温，渴欲喜饮，苔燥，或黄或焦。

【方解与方论】

此乃温病外证已解，胃热内炽，热盛伤津所致，故用芦根、生石膏辛寒清解、清胃泄火，天花粉清热生津；大豆卷清解暑湿，生甘草清热和中。

雷丰云："温热之邪，初入于胃者，宜此法也。盖胃为阳土，得凉则安。故以芦根为君，其味甘，其性凉，其中空，不但能去胃中之热，抑且能透肌表之邪，诚凉而不滞之妙品，大胜寻常寒药；佐豆卷之甘平，花粉之甘凉，并能清胃除热；更佐石膏，凉而不苦，甘草泻而能和，景岳名为玉泉饮，以其治阳明胃热有功。凡寒凉之药，每多败胃，惟此法则不然。"

【验案精选】

（一）暑湿感冒

毛某，男，2岁，1975年7月15日诊。患儿发热5天，经中西医治疗病情未见好转。现症：壮热（39.5℃），无汗，口渴，躁扰不安，大便略稀、日2次，小便黄。舌质红、苔黄滑，脉滑数，指纹紫红。证属暑温挟湿侵犯卫气。治宜祛暑清热、解表除湿。用凉解里热法加味：生石膏、芦根各12g，大豆卷、天花粉、六一散各6g，薄荷、青蒿各3g，佩兰4.5g。服1剂热减（38.2℃），2剂热退。

按　时值盛夏，暑热偏盛，暑多挟湿，暑湿外侵，邪遏卫表，内传阳明，气分热炽，表里同病。用凉解里热法去甘草，加青蒿祛暑达邪，薄荷轻清解表，佩兰祛暑化湿，六一散涤暑利湿。使暑去湿化、表解里清，则病自愈。

（二）鼻衄

胡某，女，21岁，工人，1991年7月28日诊。病人自1990年12月中旬发生鼻孔出血，量不多，月发一二次；今年5月鼻孔出血，色深红，日发2~3次，服清热凉血药未效，心烦口渴。舌红苔黄，脉洪数。证属胃火上炎，灼伤鼻络。治宜清胃降火、凉血止血。用凉解里热法加味：生石膏18g，芦根、白茅根各15g，代赭石、藕节各12g，天花粉、大豆卷各9g，甘草3g。服3剂，鼻衄止。

按 手阳明大肠之脉至鼻旁，足阳明胃之脉循行于鼻。病人素食辛辣，日久邪热积胃，循经上炎，灼伤鼻络，而致鼻衄。用凉解里热法加茅根、藕节止血化瘀而无留瘀之弊，代赭石重镇降火，3剂则获显效。

（三）口疮

李某，男，34岁，农民，1988年7月10日诊。口腔及唇内出现溃疡，大的如豆，小的如粟，曾服清胃散、甘露饮等方，反复发作，已历2年。1988年5月病人唇、颊、上腭溃疡有10余处，呈圆形，中央凹陷，表面有白色假膜，周围红肿突起，灼热疼痛，妨碍进食，口渴饮冷。舌红苔黄，脉滑数。证属脾胃蕴热，上熏于口。治宜清胃解毒，用凉解里热法加减：生石膏30g，天花粉12g，绿豆芽、芦根、金银花各15g，水竹叶20片，甘草3g。服6剂，口疮消失。近周来，下唇内出现4处如豌豆大的溃疡，疼痛灼热，口渴，大便偏干，小便黄。舌红苔黄，脉滑数。续用原方加谷精草12g，进5剂而愈。

按 病人素食辛辣，胃火炽盛，随经上灼于口而生疮。用凉解里热法，大豆卷改为绿豆芽，取其清热解毒，金银花解毒消疮，水竹叶宣泄胃火。两月后复发，以原方加谷精草疏散风热，遂又获愈。［彭述宪.《时病论》凉解里热法的临床运用.安徽中医学院学报，1993，12（3）：35］

【临证提要】

本方清热生津，用于温热内炽，阳明胃经气分热盛伤津之证，今亦用于口疮、鼻衄由于胃热所致者。若热重加金银花、竹叶；湿重可加佩兰、滑石等；热迫血分，鼻衄者加白茅根、藕节凉血止血。

∽ 祛热宣窍法 ∾

【来源】《时病论》卷之一。

【组成】连翘三钱，去心　犀角一钱　川贝母三钱，去心　鲜石菖蒲一钱

注：犀角今用水牛角代。

【用法】加牛黄至宝丹一颗，去蜡壳化冲。

【功效】清心化痰开窍。

【主治】温热、春温、湿温、冬温，神昏谵语，或不语，舌苔焦黑，或笑或痉。

【方解与方论】

本证因热入心包，内扰神明所致，故用犀角、连翘清心，贝母化痰，鲜石菖蒲芳香开窍。

雷丰云："是法治邪入心包之证也。连翘苦寒，苦入心，寒胜热，故泻心经之火邪；经曰：火淫于内，治以咸寒，故兼犀角咸寒之品，亦能泻心经之火邪；凡邪入心包者，非特一火，且有痰随火升，蒙其清窍，故用贝母清心化痰，菖蒲入心开窍。更用牛黄至宝之大力，以期救急扶危于俄顷耳。"

【验案精选】

（一）春温过汗变证

城东章某，得春温时病，前医不识，遂谓伤寒，辄用荆、防、羌独等药，一剂得汗，身热退清，次剂罔灵，复热如火，大渴饮冷，其势如狂。更医治之，谓为火证，竟以三黄解毒为君，不但热势不平，更变神昏瘛疭。急来商治于丰，诊其脉，弦滑有力，视其舌，黄燥无津。丰曰：此春温病也。初起

本宜发汗，解其在表之寒，所以热从汗解，惜乎继服原方，过汗遂化为燥，又如苦寒遏其邪热，以致诸变丛生，当从邪入心包、肝风内动治之。急以祛热宣窍法，加羚羊、钩藤。服一剂，瘛疭稍定，神识亦清，惟津液未回，唇舌尚燥，守旧法，除去至宝、菖蒲，加入沙参、鲜地，连尝三剂，诸恙咸安。（《时病论》）

（二）温病热陷心包

刘某某，年23岁，病温二十多天不解，延至神识昏迷，撮空理线，脉细数，舌质绛底而苔干黑，视胸部细红斑点隐隐。叶氏《温热论》上说："斑点紫小点者，心包热也"，诊为热陷心包无疑。取用雷丰祛热宣窍法加生地黄、赤芍、丹皮，磨冲犀角一钱二分，送服至宝丹二粒（分二次，每次一粒），服药后安睡约四小时，醒后神志清爽，视舌上黑苔亦退，便索吃稀粥少许，此后又服清养滋液诸品而痊。[俞岳真.挽救温病险重证的点滴经验.浙江中医学院学报，1983，（6）：29-30]

【临证提要】

本方为雷丰治疗热入心包之代表方，临床使用时需注意，必须以汤药送服安宫牛黄丸、至宝丹、紫雪丹之类方能获得速效。此外，尚需根据不同兼证加减用药，如热盛动风而兼痉者，宜加羚羊角、钩藤，伤阴者宜加玄参、生地。俞岳真认为：方中犀角磨浆冲药，其力始全，不得切片入煎；石菖蒲必须用鲜，干品香燥伤液，非温病陷心证所宜。可供临床参考。

辛凉解表法

【来源】《时病论》卷之一。

【组成】薄荷一钱五分　蝉蜕一钱，去足翅　前胡一钱五分　淡豆豉四钱　瓜蒌壳二钱　牛蒡子一钱五分

【用法】水煎服。

【功效】辛凉解表，清肃肺气。

【主治】风温初起，头痛恶风，身热自汗，咳嗽口渴，舌苔微白，脉浮而数者。

风热新感，初起寒微热甚，头痛而昏，或汗多，或咳嗽，或目赤，或涕黄，舌起黄苔，脉来浮数。

【方解与方论】

本证因外感风热，肺气不宣所致，故用薄荷、蝉蜕、淡豆豉辛凉解表，前胡、牛蒡子、瓜蒌清热化痰，降气止咳。

雷丰云："薄荷、蝉蜕，轻透其表；前胡、淡豉，宣解其风；叶香岩云：温邪上受，首先犯肺。故佐蒌壳、牛蒡开其肺气，气分舒畅，则新邪伏气，均透达矣。"

【验案精选】

（一）风温入肺胃误作阴虚腻补增剧

云岫孙某，平素清癯，吸烟弱质，患咳嗽热渴，计半月矣。前医皆以为阴虚肺损，所服之药，非地、味、阿胶，即沙参、款、麦，愈治愈剧，始来求治于丰，按其脉，搏大有力，重取滑数，舌绛苔黄，热渴咳嗽，此明是风温之邪，盘踞肺胃。前方尽是滋腻，益使气机闭塞，致邪不能达解，当畅其肺，清其胃，用辛凉解表法，加芦根、天花粉治之。服二剂，胸次略宽，咳亦畅快，气分似获稍开，复诊其脉稍缓，但沉分依然，舌苔化燥而灰，身热如火，口渴不寐，此温邪之势未衰，津液被其所劫也。姑守旧法，减去薄荷，加入石膏、知母。服至第三剂，则肌肤微微汗润，体热退清，舌上津回，脉转缓怠，继以调补，日渐而安。（《时病论》）

（二）风温夹湿

南乡梅某，望七之年，素来康健，微热咳嗽，患有数朝，时逢农事方兴，犹是勤耕绿野，加冒春雨，则发热忽炽，咳嗽频频，口渴不甚引饮，身痛便泻。有谓春温时感，有言漏底伤寒，所进之方，佥未应手。延丰诊治，按其

脉,濡数之形,舌苔黄而且腻,前恙未除,尤加胸闷溺赤,此系风温夹湿之
证,上宜清畅其肺,中宜温化其脾,以辛凉解表法,去蒌壳,加葛根、苍术、
神曲、陈皮治之。服二剂,身痛已除,便泻亦止,惟发热咳嗽,口渴喜凉,
似乎客湿已解,温热未清,当步原章,除去苍术、神曲,加入绍贝、蒌根、
芦根、甘草。迭进三剂,则咳嗽渐疏,身热退净。复诊数次,诸恙若失矣。
(《时病论》)

(三) 温毒发疹

古越胡某之郎,年方舞象,忽患热渴咳闭,已半月矣,前医罔效,病势
日加沉重。遣人延丰诊治,诣其寓所,先看服过三方,皆是沙参、麦冬、桑
皮、地骨,清金止咳等药。审其得病之时,始则发热咳嗽,今更加之胸闭
矣。诊其脉,两寸俱盛,此明系温热之毒,盘踞于上,初失宣气透邪之法,
顿使心火内炽,肺金受刑,盖肺主皮毛,恐温毒外聚肤腠而发为疹,遂令
解衣阅之,果见淡红隐隐,乘此将发未透之际,恰好轻清透剂以治之,宜
以辛凉解表法,去蒌壳,加荷叶、绿豆衣、西河柳叶。服下遂鲜红起粒,
再服渐淡渐疏,而热亦减,咳亦平。继以清肃肺金之方,未及一旬,遂全
瘥耳。(《时病论》)

(四) 伏气晚发

若耶赵某,颇知医理,偶觉头痛发热,时或恶风,自以为感冒风邪,用
辛温散剂,热势增重。来迂于丰,脉象洪滑而数,舌根苔黄,时欲烦躁,口
不甚渴。丰曰:此晚发证也。不当辛散,宜乎清解之方。病者莞然而笑,即
谓:晚发在乎秋令,春时有此病乎? 见其几上有医书数种,内有叶香岩《医
效秘传》,随手翻出使阅,阅之而增愧色,遂请赐方,以辛凉解表法,加芦
根、豆卷治之。连服三煎,一如雪污拔刺,诸恙咸瘥。(《时病论》)

(五) 妊娠燥气为病

三湘喻某之内,孕经七月,忽受燥气,咳嗽音嘶。前医贸贸,不询月数,
方内遂批为子喑,竟忘却《内经》有"妇人重身,九月而喑"一段。医者
如此,未免为识者所讥,观其方案,庞杂之至,所以罔效。丰诊其脉,弦

滑而来，斯时肺经司胎，咳逆音哑，显系肺金被燥气所侵之证。宜辛凉解表法去蝉蜕、淡豉，加桑叶、菊花，橄榄为引，连尝三服，音扬咳止矣。（《时病论》）

【临证提要】

此方雷丰治疗风热初起之代表方，症见头痛，恶风，汗出，咳嗽，脉浮数，表有风邪，肺有郁热，"无论有无伏气，皆可先施。"

本方临床使用时常需随证化裁，雷丰加减法如下：

温毒发疹，欲发未发，加细生地、绿豆衣，甚者加青黛、连翘。

冬温，头痛有汗，咳嗽口渴，不恶寒而恶热，或面浮，或咽痛，或胸疼，阳脉浮滑有力者，乃温邪窜入肺经也，加连翘、象贝；口渴甚者，温邪入胃腑也，再加芦根、天花粉。

此外，咳嗽痰多可加杏仁、莱菔子、苏子，咽痛加僵蚕、射干，恶寒可加荆芥、防风、葛根等。

∽ 清凉透邪法 ∾

【来源】《时病论》卷之一。

【组成】 鲜芦根五钱　石膏六钱，煨　连翘三钱，去心　竹叶一钱五分　淡豆豉三钱　绿豆衣三钱

【用法】 水煎服。

【功效】 辛寒清解。

【主治】 温病无汗，温疟渴饮，冬温之邪内陷。

【方解与方论】

温病口渴、无汗，乃因热郁气分，不能宣达所致，故用石膏、芦根、竹叶、连翘、绿豆衣辛寒清解气分郁热，豆豉解肌发表。

雷丰云："芦根中空透药也，石膏气轻透药也，连翘之性升浮，竹叶生于枝上，淡豆豉之宣解，绿豆衣之轻清，皆透热也。伏邪得透，汗出微微。温热自然达解耳。"

【验案精选】

（一）暑温过服大寒致变

西乡吴某，偶患暑温，半月余矣。前医认证无差，惜乎过用寒剂，非但邪不能透，而反深陷于里，竟致身热如火，四末如冰。复邀其诊，乃云热厥，仍照旧方，添入膏、知、犀角等药，服之益剧，始来求治于丰。诊其左右之脉，举按不应指，沉取则滑数。丰曰：邪已深陷于里也。其兄曰：此何证也？曰：暑温证也。曰：前医亦云是证，治之无效何？曰：暑温减暑热一等，盖暑温之势缓，缠绵而愈迟；暑热之势暴，凉之而愈速。前医小题大作，不用清透之方，恣用大寒之药，致气机得寒益闭，暑温之邪，陷而不透，非其认证不明，实系寒凉过度。刻下厥冷过乎肘膝，舌苔灰黑而腻，倘或痰声一起，即有仓扁之巧，亦莫如何！明知证属暑温，不宜热药，今被寒凉所压，寒气在外在上，而暑气在里在下，暂当以热药破其寒凉，非治病也，乃治药也。得能手足转温，仍当清凉养阴以收功。遂用大顺散加附子、老蔻。服一帖，手足渐转为温，继服之，舌苔仍化为燥，通身大热，此寒气化也，暑气出也，当变其法。乃用清凉透邪法去淡豉，加细地、麦冬、蝉蜕、荷叶，一日连服二剂，周身得汗，而热始退尽矣。后拟之法，皆养肺胃之阴，调治匝月而愈。（《时病论》）

（二）温疟误为暑热

豫章张某，于仲夏中旬，发热连日，口渴喜饮，医者皆作暑热论治，所用不离藿、薷、滑、扁等药，未臻效验。转商丰治，诊之脉濡且弱，舌苔微燥而黄，合其见证参之，似属暑热。但其未审既热之后，每有洒渐恶寒之证，此即《内经》所谓"先热后寒，病以时作，名曰温疟"是也。温疟之证，最易伤阴，切忌温散，治宜清凉透邪法。服之热势已挫，口渴依然，仍守原方，益以麦冬、鲜地，连服三剂，始得全愈。（《时病论》）

（三）暑温

何某，男性，29 岁，于 1998 年 4 月 28 日初诊。述在当地医院住院治疗，已发热 12 天，体温最高 41℃，输液治疗无效。现述口干无汗，无恶寒及寒战，舌质红，苔薄白，脉细数。考虑温邪内陷伤阴，予以清凉透邪法。因高热已久，津液已伤，原方基础上加入知母 10g，金银花 10g，玄参 10g，麦冬 10g，薄荷 6g，茅根 15g。经服上方 2 剂，病人汗出热退痊愈出院。[万鹏，陈泉，周德奇. 付灿鋆主任中医师治疗外感热病临床经验. 中国中医急症，2011，20（5）：732]

【临证提要】

本方有清凉透邪之功，故为治疗"温病无汗之主方"。但有汗者，也可用本方治疗，唯宜加以保津，雷丰多去淡豆豉，加麦冬、天花粉。本方临床加减法如下：

晚发，无风寒所触，宜清凉透邪法，加蝉蜕、栀、壳治之。

冬温，下利，阴脉不浮而滑，温邪已陷于里也，宜以清凉透邪法加葛根、黄芩。

～ 润下救津法 ～

【来源】《时病论》卷之一。

【组成】 熟大黄 四钱　玄明粉 二钱　粉甘草 八分　玄参 三钱　麦冬 四钱，去心　细生地 五钱

【用法】 流水煎服。

【功效】 滋阴润燥，通腑泄热。

【主治】 温病，伏暑，以及湿温湿热化燥，闭结胃腑，症见壮热口渴，大便不通，神昏谵语，撮空理线，舌苔黄燥起刺，或转黑色，脉沉实有力。

【方解与方论】

本证因热结胃腑，灼伤津液所致，故以调胃承气汤软坚通腑，增液汤滋阴润燥。

雷丰云："以仲圣调胃承气为稳，且芒硝改为玄明粉，取其性稍缓耳，合用鞠通增液汤方，更在存阴养液之意。"

【验案精选】

（一）胃实温病

山阴沈某，发热经旬，口渴喜冷，脉来洪大之象，舌苔黄燥而焦。丰曰：此温病也。由伏气自内而出，宜用清凉透邪法，去淡豉、竹叶、绿豆衣，加杏仁、蒌壳、花粉、甘草治之。服一剂，未中肯綮，更加谵语神昏，脉转实大有力，此温邪炽盛，胃有燥屎昭然，改用润下救津法，加杏霜、枳壳治之。午前服下，至薄暮腹内微疼，先得矢气数下，交子夜始得更衣，有坚燥黑屎十数枚，继下溏粪，色如败酱，臭不可近，少顷遂熟寐矣，鼾声如昔，肤热渐平，至次日辰牌方醒，醒来腹内觉饥，啜薄粥一碗。复脉转为小软，舌苔已化，津液亦生。丰曰：病全愈矣，当进清养胃阴之药。服数剂，精神日复耳。（《时病论》）

（二）热病化燥伤津

芹岭王某，来郡应试，忽沾热病，其师知医，以为风食，而用羌、防、楂、曲等药，则热渴更甚，谵语发狂。邀丰医治，脉形洪数有力，舌苔黑燥而厚，此属热邪化燥，津液被劫，非咸苦下法，不能攻其热而保其阴，倘畏而不用，则津液告匮为难治。即以润下救津法加紫雪五分，随即拣来煎服。服后约半日许，遂欲更衣，乃得燥屎数团，狂势似缓。继进次煎，又得燥屎无数，神气觉疲，令房中寂静，待其安睡，计五六时始醒，醒来神识已清，身凉微汗，舌黑而润，六脉不躁。丰曰："邪已解也。"用西洋参、麦冬、生地、玉竹、麻仁、蒌壳、米仁、炙草等药，令服三剂而安。（《时病论》）

（三）湿温化燥攻下得愈

须江周某之郎，由湿温误治，变为唇焦齿燥，舌苔干黑，身热不眠，张目妄言，脉实有力。此分明湿温化热，热化燥，燥结阳明，非攻下不能愈也。即用润下救津法，服之未效，屡欲更衣而不得，后以熟大黄改为生大黄，更加杏霜、枳壳，始得大解，色如败酱，臭不可近。是夜得安寐，谵妄全无，次日舌苔亦转润矣。继以清养肺胃，调理二旬而安。（《时病论》）

（四）秋温时疫

高某，男，62 岁，因寒战高热 1 周，于 1992 年 9 月 10 日入院，入院时病人体温 39.6℃，面色潮红，口唇微干，口渴欲饮，大便秘结，小便黄赤，舌质红，苔薄黄，脉浮滑而数。辨证为伏暑气分，兼阳明腑实证。诊断为秋温时疫。治以清气通腑、保津养阴。予白虎增液汤加味，方药：生石膏 100g，知母 15g，粳米 15g，生甘草 20g，玄参 20g，生地 30g，麦冬 15g，金银花 20g，连翘 15g，大黄 15g，芦根 50g，3 剂后热退、身凉、大便通，诸症悉减，继以竹叶石膏汤调其后。[黄文曼，黄朝美，刘恒. 保津养阴大法在温热病中的运用. 长春中医学院学报，1994，10（40）：13]

【临证提要】

本方乃雷丰为虚弱体质、阳明实热证病人而设，其特点是较之仲景三承气汤药性稍缓，且能兼顾正气。因此，体质强壮，病情较重者，可用生大黄易熟大黄，并加枳壳、杏仁之类。

然本方毕竟为通下之方，故雷丰指出，"倘苔不起刺，不焦黄，此法不可乱投。"

～◌ 微辛轻解法 ◌～

【来源】《时病论》卷之二。

【组成】紫苏梗一钱五分　薄荷梗一钱　牛蒡子一钱五分　苦桔梗一钱五分　瓜蒌壳二钱　广橘红一钱，去白

【用法】水煎服。

【功效】解表清肺，理气止咳。

【主治】冒风之证，恶风、微热、头微痛，鼻塞声重，咳嗽，脉来濡滑而不浮。

【方解与方论】

本证因风邪袭表，肺热郁闭所致，故用薄荷、苏梗、桔梗、橘红疏表理气化痰，牛蒡子、瓜蒌壳清肺止咳。

雷丰云："风冒于皮毛，皮毛为肺之合，故用紫苏、薄荷以宣其肺，皆用梗而不用叶，取其微辛力薄也。盖风为阳邪，极易化火，辛温之药，不宜过用，所以佐牛蒡之辛凉，桔梗之辛平，以解太阴之表，及蒌壳之轻松、橘红之轻透，以畅肺经之气，气分一舒，则冒自解矣。"

【验案精选】

（一）鼻衄

张某某，男，41岁，工人，1990年2月18日就诊。素罹痰热咳嗽，4天前外出受寒，次日恶寒发热（体温38.5℃），头痛无汗，咳嗽，服桑菊感冒片无效，昨晨两侧鼻窍出血，已出血5次（每次约5～15ml），咳痰黄稠，心烦口渴，舌红，苔边白中黄滑，脉浮滑数，证属热为寒遏，上灼鼻络。治宜解表散寒，清热止血。用微辛轻解法加减：紫苏叶6g，牛蒡子9g，桔梗9g，瓜蒌皮12g，山栀子皮6g，荆芥9g（一半炒炭），杏仁9g，白茅根15g，藕节炭9g，甘草3g。服2剂，寒罢热退，鼻窍出血已止，轻咳，吐痰，白中兼黄，口干，舌红，苔黄滑，脉滑数。为痰热留肺。治宜清肺化痰。拟方：桑白皮9g，桑叶6g，杏仁9g，桔梗9g，浙贝母9g，百部9g，黄芩6g，芦根15g，枇杷叶9g，甘草3g，服4剂，咳嗽已止。

按　本案为痰热久蕴于肺，寒邪外侵，热为寒束，上灼于鼻，络伤血溢所致。用《时病论》的微辛轻解法去广橘红之温燥，改紫苏梗为紫苏叶，取其发散表寒。加荆芥疏风散寒，一半炒炭，以入营止血；山栀子皮轻宣郁热，又可止血；杏仁宣肺止咳，白茅根、藕节炭清热止血；甘草调和诸药。进2

剂，外寒解除，痰热未尽。以清热肃肺，化痰止咳获效。[彭巍. 鼻衄验案举隅. 湖南中医药导报，1998，4（9）：24]

（二）流感

采用微辛轻解法加生甘草，组成流感合剂，治疗流行性感冒。药物：紫苏梗、牛蒡子各 100g，广陈皮、桔梗、薄荷叶、瓜蒌皮各 150g，生甘草 50g。制法：将上药置罐中，加水 3000ml，约煮两小时，去渣，做成煎剂 1000ml 即得。剂量：每日 2 次，每次 50ml，小儿减半。痊愈率 93%。一般服 2～4 天可痊愈。

典型案例：张某某，女性，32 岁，干部，已婚，住九江专员公署，于 1957 年 4 月 13 日来沙就诊。主诉：头痛，咳嗽，恶寒发热，全身关节痛有 6 天。本病于 4 月 7 日开始发冷，既而发热，咳嗽、恶心呕吐，鼻流清涕，腰背及四肢关节疼痛。9 日月经来潮，量少、色紫黑，身体非常疲乏，不思饮食。症状日重一日，到 12 日咳嗽增剧，寒战高热，前额剧痛，小便黄少，大便正常。检查：体温 39.8℃，脉浮缓，舌苔黄厚，血象：红细胞 4.2×10^{12}/L，血色素 12g/L，白细胞 6.7×10^{9}/L，分类：中性粒细胞 0.72，淋巴细胞 0.25，单核细胞 0.01，酸性粒细胞 0.01。临床诊断：流行性感冒。治疗方法：每日服中药流感合剂 2 次，每次 60ml，连服 2 天。治疗效果：痊愈。[魏扬震. 治疗 125 例流行性感冒的临床观察. 江西中医药，1959，（11）：16-17]

【临证提要】

本方用于冒风轻证，今用于流行性感冒有良效。因其有清肺之功，故也用于肺热鼻衄的治疗，可加白茅根、藕节等凉血止血之品。

本方与辛凉解表法比较，理气化痰之功较盛，而辛凉解表之力不及，故肺气郁闭者宜微辛轻解法，卫表证明显者，宜辛凉解表法。

❧ 顺气搜风法 ❧

【来源】《时病论》卷之二。

【组成】台乌药一钱　陈橘皮一钱五分　天麻一钱　紫苏一钱五分　甘菊花一钱　参条二钱　炙甘草五分　宣木瓜一钱

【用法】加桑枝三钱为引，水煎服。

【功效】益气祛风，行气和络。

【主治】风邪中经，左右不遂，筋骨不用。

【方解与方论】

正气存内，则邪风不能中人，一身之气流通，则外风不能久居，故中风因气虚风中，经气不利所致者，宜用人参、炙甘草益气扶正，乌药、陈皮行气通络，并以天麻、菊花、苏叶、桑枝、木瓜祛风通络，和络缓急。

雷丰云："乌药、陈皮以顺其气，天麻、苏、菊以搜其风。经曰：邪之所凑、其气必虚。故佐参、草辅其正气；更佐木瓜利其筋骨，桑枝遂其左右之用也。"

【验案精选】

脑血栓

蒋某某，男，67岁。四川省奉节县建筑公司退休工人。初诊时间：1979年1月28日。自述右侧肢体瘫痪4小时。4小时前，病人于早晨起床时，发现右手、右腿不能随意活动，其后由家属用车送来门诊求治。西医检查，血压：18.7KPa/10.7KPa（180/140mmHg），既往无高血压史，经查体后诊断为脑血栓，拟收入住院治疗。病人因故不愿住院，乃要求中医治疗。诊得病人面色晦滞，神情呆钝，右半身不遂，但语不謇涩。脉沉小乏力，舌质正常，苔薄白，此为风中经络，予雷氏顺气搜风法加味。药用：台乌9g，天麻9g，紫苏叶9g，陈皮6g，甘草5g，菊花5g，木瓜9g，党参9g，桑枝15g，石菖蒲

9g，当归 10g，鸡血藤 15g。服此方出入加减 15 剂，半月后基本痊愈，随访 6 年未见复发。[付灿鋆. 雷少逸《时病论》的学术特点 . 1988，11（4）：5-8]

【临证提要】

此方乃《成方切用》之顺风匀气散加减而成，主治中风中经络之病，包括今之脑缺血。

～ 活血祛风法 ～

【来源】《时病论》卷之二。

【组成】 全当归三钱，酒炒　川芎一钱五分　白芍一钱，酒炒　秦艽一钱五分　冬桑叶三钱　鸡血藤胶一钱

【用法】 加橘络二钱，煎服。

【功效】 养血活血，祛风通络。

【主治】 风邪中络，口眼歪斜，肌肤不仁。

【方解与方论】

本证因营血不足，风中经络所致，故用当归、白芍、鸡血藤、川芎养血活血，桑叶、秦艽祛风，橘络理气化痰通络。

雷丰云："用鸡藤、川芎以活其血，即古人所谓治风须养血，血行风自灭也。经曰：营虚则不仁。故用当归、白芍补益营血，而治不仁也。秦艽为风药中之润品，散药中之补品，且能活血荣筋；桑叶乃箕星之精，箕好风，风气通于肝，最能滋血去风，斯二者，诚为风中于络之要剂。更佐橘络以达其络，络舒血活，则风邪自解，而歪斜自愈矣。"

【验案精选】

风邪中络

城西马某之母，望八高年，素常轻健，霎时暴蹶，口眼歪斜，左部偏枯，

形神若塑，切其脉端直而长，左三部皆兼涩象。丰曰：此血气本衰，风邪乘虚中络，当遵古人治风须治血，血行风自灭之法。于是遂以活血祛风法，加首乌、阿胶、天麻、红枣治之，连服旬余，稍为中窾。复诊脉象，不甚弦而小涩，左肢略见活动，口眼如常，神气亦清爽矣，惟连宵少寐，睡觉满口焦干，据病势已衰大半，但肝血肾液与心神，皆已累亏，姑守旧方，除去秦艽、桑叶、白芍、天麻，加入枸杞、苁蓉、地黄、龙眼，又服十数剂，精神日复，起居若旧矣。(《时病论》)

【临证提要】

本方为治疗血虚风邪中络中风之良方。临证可参考雷丰用法，风重加天麻，肝肾不足加生地、首乌等。

～◈ 宣窍导痰法 ◈～

【来源】《时病论》卷之二。

【组成】 远志一钱，去心　石菖蒲五分　天竺黄二钱　杏仁三钱，去皮尖研　瓜蒌实三钱，研　僵蚕三钱，炒　皂角炭五分

【用法】 水煎，温服。

【功效】 化痰开窍。

【主治】 风邪中脏中腑，神昏不语，唇缓涎流，便溺阻隔等；疟发昏倒，痰袭心包，昏愦不语。以及狂言妄语，口噤不言等。

【方解与方论】

本证属痰阻心包之闭证，故用天竺黄、远志、石菖蒲、皂角化痰开窍，杏仁、瓜蒌降气通便，僵蚕祛上扰之风痰。

雷丰云："方中天竺、远、菖，宣其窍而解其语；杏仁、蒌实，导其痰且

润其肠；僵蚕化中风之痰，皂角通上下之窍，此一法而两用也。"

【验案精选】

（一）中风急证

南乡余某，年将耳顺，形素丰肥，晨起忽然昏倒，人事无知，口眼歪斜，牙关紧闭，两手之脉皆浮滑，此为真中风也，诚恐痰随风涌耳。令购苏合香丸，未至痰声遂起，急以开关散先擦其龈，随化苏合香丸，频频灌下，少焉，痰如鼎沸，隔垣可闻，举家惊惶，索方求救，又令以鹅翎向喉内蘸痰，痰忽涌出，约有盈碗，人事略清，似有软倦欲寐之状。屏去房内诸人，待其宁静而睡，鼻有微鼾，肤有微汗，稍有痰声。顷间又一医至，遂谓鼾声为肺绝，汗出为欲脱，不可救也，即拂衣而去。丰思其体颇实，正未大虚，汗出微微，谅不至脱，痰既涌出，谅不至闭，询其向睡，亦有鼾声，姑以宣窍导痰法加东参、姜汁治之，从容灌下。直至二更时分，忽闻太息一声，呼之遂醒，与饮米汤，牙关似觉稍松，诘其所苦，又有垂头欲睡之态，即令弗扰，听其自然，依旧鼾声而寐，汗出周身，至次日黎明甫醒，皮肤汗减，痰声亦平，口眼亦稍端正。复诊其脉，滑而不浮，似乎风从微汗而去，痰尚留滞于络也。继用茯神、柏子养心收汗，橘络、半夏舒络消痰，加稽豆、桑叶以搜余风，远志、菖蒲以宣清窍，更佐参、甘辅正，苏合开痰，本末兼医，庶几妥当，合家深信，一日连尝二剂，至第五朝诸恙皆减，饮食日渐进矣。（《时病论》）

（二）中湿误作虚风

城东叶某，因公劳役，由远方归，觉眩晕神疲，自以为亏，先服东参、龙眼。即延医治，乃作水不涵木，木动生风论治，服药后忽倒，神识模糊，急求治于丰，诊得脉象沉小而滑。思脉沉肢冷为中气，今肢不冷者非；忽倒神昏似中风，然无口眼斜者又非。推其起病之初，有眩晕神疲等证。其神疲者必因湿困于脾也；眩晕者，无痰不作也。此宿伏之痰，与新侵之湿，相搏上冲所致，斯为中湿证也。即用宣窍导痰法加竹沥、姜汁治之，三剂而神醒

矣。后用六君为主,以收全效。(《时病论》)

(三) 湿邪内蕴

翁某,年三十岁,业农兼商,仲秋赴南平采办衫木。适疟疾流行,翁亦罹病,就医服药均未见效。彼恐迁延致重,即束装返里。经医调治投似加减小柴胡汤、清脾饮、达原炊、清营捍疟法等均告罔效,甚至发时不省人事,须待热退神识方清,继投以搜除络邪如至宝、紫雪等药,亦未见效,诸医束手,始延余诊视。到时寒热尚未发作,神识尚清,诊其脉息怠缓,舌苔白滑。自称口觉微渴,脘阻欲呕,大便秘结,小溲短赤。诊后不久,复寒热大作,神识昏迷,再诊其脉,较前稍大。细揣此症,始则神清,继则昏迷。据云:发热时曾吃梨、甘蔗等,又阅前投诸方,多杂有甘凉之品。盖邪被遏抑不得外达,而药不对症,势必加剧。断为湿邪内蕴,客于募原,发则邪气弥漫,以致不省人事;退则其邪静伏,所以神识清醒,并非温邪内陷心包可比,故用至宝、紫雪等药不应;又非少阳正疟时疟,故投以小柴胡汤、清脾饮、达原饮、清营捍疟法等,亦告罔效。遂用雷少逸宣窍导痰法及以温胆汤去甘草,加藿香、菖蒲、远志、郁金、竺黄、川朴、杏仁、白蔻、滑石、通草等味出入投之,并嘱其服药时间应在热退或热未发前一二小时服之,当发热时,切勿服药。当病邪初退,药宜急追,俾药力接续,伏邪易解。五日之间,叠进十余剂,诸证告痊。可知病有千变,药宜活用,纵使对症用药,设非急追,亦难速效,操司命者,岂可泥守哉。[俞介菴.怀箴堂治验录.福建中医药,1959,(4):19]

【临证提要】

本方用于中风中脏腑之证,本病病势急迫,中风昏倒之时,宜先用通关散取嚏,口噤不语者,宜先用开关散擦牙启之。再用本法,临证亦常需合用苏合香丸、百顺丸、牛黄清心丸等。

～∽ 两解太阳法 ∽～

【来源】《时病论》卷之二。

【组成】桂枝一钱五分　羌活一钱五分　防风一钱五分　茯苓三钱　泽泻一钱五分　生米仁四钱　苦桔梗一钱五分

【用法】流水煎服。

【功效】祛风渗湿。

【主治】风湿之证，头痛身重，骨节烦疼，小便欠利，脉来浮缓。

【方解与方论】

两解太阳，即疏散膀胱经之风湿，渗利膀胱腑之水湿。本证身重节痛，复小便不利，为内外之湿合而为病，故用羌活、防风祛风除湿解表，茯苓、泽泻、薏苡仁利水渗湿治理，桂枝解表通阳，桔梗开上利下，全方表里并治。

雷丰云："风邪无形而居外，所以用桂枝、羌、防，解其太阳之表，俾风从汗而出；湿邪有形而居内，所以用苓、泽、米仁，渗其膀胱之里，俾湿从溺而出，更以桔梗通天气于地道，能宣上复能下行，可使风湿之邪，分表里而解也。"

【验案精选】

（一）风湿两感

海昌濮某之媳，孤帏有数载矣，性情多郁，郁则气滞，偶沾风湿，遂不易解。始则寒热体疼，继则遍身浮肿，述服数方，金未中肯。丰知其体素亏，剥削之方，似难浪进，姑以两解太阳法去米仁、泽泻二味，白茯用皮，再加陈皮、厚朴、香附、郁金治之。服二剂稍有汗出，寒热已无，浮肿略消，下体仍甚。思前贤有上肿治风，下肿治湿之说，姑照旧法除去羌活，更佐车、椒、巴戟，连尝五剂，始获稍宽，后用调中化湿之方，医治旬余，得全瘳矣。（《时病论》）

（二）感冒风寒表虚兼表湿证

张某，男，72岁，2005年9月14日来诊，自诉打喷嚏，背冷，汗出多，咳嗽，头晕重，身酸痛，神倦，不思饮食，二便正常，舌红，苔淡黄滑腻，脉细。严师分析此病人打喷嚏，背冷，汗出为风寒表虚，营卫不和证的表现；头晕重，身酸痛，神倦为风湿侵袭，湿邪束表；风寒犯肺，肺气上逆，引起咳嗽；风湿内阻中焦，脾运呆滞，导致病人不思饮食；舌苔淡黄滑腻，为风寒湿邪闭阻欲化热之象；风湿阻滞脉道，气血运行欠畅，故脉象为细。辨证为风寒表虚兼表湿证，处方以两解太阳法加减：桂枝15g，白芍15g，羌活10g，薏苡仁30g，茯苓15g，桔梗10g，藿香10g，牛蒡子15g，半夏15g，杏仁10g，紫菀15g，枇杷叶15g，甘草6g。病人服3剂后，诉诸症兼减，后以原方加减续服2剂，告之痊愈。［许嗣立，严石林，黄禹峰，等．从温病两方探讨感冒复杂证型的辨证论治．四川中医，2010，28（9）：28-29］

【临证提要】

本方祛风湿，利水湿，两解太阳经腑，用于身重、小便不利的治疗。临床可根据病情加减。雷丰云：风胜者，多用羌、防；湿胜者，多加苓、泽；阴虚之体，脉中兼数，宜加黄柏、车前；阳虚之体，脉内兼迟，宜入戟天、附子。此外，气滞可加陈皮、厚朴、香附、郁金等。本方今也用于恶风发热，汗出头痛，肢体酸楚疼痛等风寒表虚兼表湿证，因汗出可加白芍和营敛汗。

～❀ 培中泻木法 ❀～

【来源】《时病论》卷之三。

【组成】白术二钱，土炒　白芍一钱，土炒　陈广皮一钱　软防风一钱　白茯苓三钱　粉甘草五分　炮姜炭八分　吴萸八分，泡

【用法】加新荷叶一钱，煎服。

【功效】温中健脾，祛风柔肝。

【主治】伏气飧泄，肠鸣腹痛，完谷不消，脉两关不调，或弦而缓。

洞泄，身重神疲，肢体懈怠，下利清谷，小便短赤，脉软缓乏力，或关脉兼弦。

风痢，先作泄而后作痢，腹微痛而有后重，似肠风而下清血，脉沉小而弦。

【方解与方论】

雷丰认为，飧泄、洞泄等多因受风气，风木克土，中土虚寒，故下陷而为泄也。本方即为治疗此类疾病的主方。方中白术、茯苓、甘草、炮姜温中健脾、祛湿止泻，杭芍、防风柔肝疏风，吴茱萸疏木温中，荷叶升清运脾。诸药合用，奏培中泻木、调理肝脾之用。

雷丰云："术、芍、陈、防四味，即刘草窗先生治痛泻之要方，用之为君，以其泻木而益土也。佐苓、甘培中有力，姜炭暖土多功，更佐吴萸疏其木而止其痛，荷叶升其清而助其脾。"

【验案精选】

（一）肠道易激惹综合征

张某，女，32 岁，工人。病人腹痛腹泻 3 年余，曾四处求医，见效甚微，于 1999 年 8 月 4 日住本院消化内科治疗。查大便常规大便培养正常，胃肠全消化道 X 线检查示运动加速，结肠袋形加深。诊为肠道易激综合征。常规给予谷维素、硝苯吡啶、芬必得、神调一七号等治疗效果不佳，会诊后转入我科治疗。病人情志抑郁，心烦易怒，失眠多梦，终日惶惶，恐自己患有不治之症。刻下：食欲不振，腹鸣腹泻达 2 个月，每天五更之时腹中肠鸣，脐周疼痛，不能入睡，必入厕，便后痛减，约 2 小时后再次腹痛泻，每日大便 4～6 次，大便时带黏液。舌质微红，苔白，脉弦。辨证：肝气乘脾。治法：抑木扶土。方用雷丰培中泻木法：炒白术 15g，炒苍术 15g，白芍 30g，防风 6g，陈皮 10g，厚朴 15g，炮姜 6g，木香 10g，煨诃子 10g，炒枣仁 15g，浮小麦

30g，甘草 10g。西药同上。服药 12 剂后，五更泄止，大便日 2 次，仍稀溏便带有少许黏液。继守上方加黄连 6g，服药 10 剂，诸症悉除。停用西药，以柴芍六君子调理善后，以巩固疗效，随访至今未复发。

按 中医学认为，本病土虚木乘，脾受肝制，升降失常所致。叶天士曰："肝为起病之源，脾为传病之所。"《医方考·泄泻》曰："泻责之脾，痛责之肝。"可见肝脾失调是本病的主要病机。采用雷丰培中泻木法理在于此。方中白术、苍术燥湿健脾，当归、白芍养血泻肝，防风散肝疏脾，炮姜温中止痛，陈皮、乌药、木香理气醒脾。诸药相伍，功在补脾土而泄肝木，调畅气机以止痛泄。[陈登华. 中西医结合治疗肠道易激综合征 35 例. 2001，19（9）：19-20]

（二）胃肠功能紊乱

张某，女，42 岁。3 年来反复腹泻，时为溏泻，时为水样，每日 1～6 次不等，伴腹痛腹胀，肠中作鸣，体重下降。烦躁易怒，月经不调，曾作钡盐灌肠拍片及直肠镜检查均未发现异常，经用多种抗生素及西药止泻剂未效，中药曾用过理中、六君、胃苓、参苓白术、桂附理中、四神等方加减，亦未能奏效。诊脉两关不调、舌苔白微腻，诊为肝木克土，脾失健运，以抑木扶土之法为治。主用雷少逸培土泻木法［土炒白术、炒白芍各 15g，陈皮、防风各 10g，茯苓 15g，吴茱萸 6g，炮姜 10g（原方为炮姜炭）、甘草 3g］加广木香、赤石脂，每周 3 剂，并嘱心情愉快，注意饮食，治经 1 月而愈。[罗珊珊. 李幼昌运用雷少逸法诊治常见多发病经验. 辽宁中医杂志，2006，33（10）：1239-1240]

（三）慢性溃疡性结肠炎

米某，女，44 岁。病人便泻 2 年，时愈时发，近半年加重，大便常稀，常带黏液血便，日约 2～5 次不等，伴肠鸣腹痛，口淡食减，月经不调，疲乏消瘦，曾在本市几家医院采用中西医两法治疗而效果不显，乃到我院做直肠镜检，在镜入 20cm 处发现肠黏膜充血水肿，有散在小出血点数枚，遂确诊为"慢性溃疡性结肠炎"，转来我科门诊治疗。诊脉细弦，面色不泽，形体消瘦，舌质淡而少苔，辨为脾弱肝虚，肠风下血之证，以健脾养肝，除风止血法为治。方用雷丰培中泻木法加味，方中炮姜仍按原方用炮姜炭，加地榆炭、陈棕炭、青木香，并忌食生冷辛辣食物，3 剂而黏液血便减少，续在本方基础上化裁服用 10 余剂后，病情显著好转，大便减至日 1～2 次，半干半稀，未见黏液血便，饮食亦日有增加，嘱其定期来诊。［罗珊珊.李幼昌培中泻木法临床应用总结.云南中医药杂志，2005，2（2）：7-8］

（四）迁延性肝炎并腹泻

陈某，男，47 岁。患乙型肝炎年余，澳抗为 1∶128（阳性）。饮食稍有不慎即腹痛泄泻或水泻，纳少厌油，四肢酸困无力，两胁经常隐痛，腹胀而矢气多，口苦口臭，面色暗滞，诊脉两关弦大，舌质夹青，苔薄微黄，诊为肝脾不调，胆热不降，宜调理肝脾，兼清胆热。用雷丰培中泻木法减吴萸，加栀炭、败酱、青蒿。5 剂而痛泻均止，胁痛大为减少，口苦消失，脉息渐缓，澳抗亦下降为 1∶32，此后仍用本方合柴胡舒肝汤加减续治，病情逐步向安。［罗珊珊.李幼昌培中泻木法临床应用总结.云南中医药杂志，2005，2（2）：7-8］

（五）过敏性紫癜

赵某，男，19 岁。病人 1 周前突发高热，伴腹痛血性便，初则大便带血，继则下纯血，次数亦增多，约半至 1 小时 1 次，血色鲜红或紫黯，量每次多少不一，再则面颊、颈项、全身皮肤黏膜出现紫癜，大小不等，边缘不整齐，厌食，腹痛呻吟，痛即血便，当即往入某医院内科诊治。查血常规：血色素 6.5g/L，白细胞 $9.8×10^9$/L，红细胞 $2.3×10^{12}$/L，血小板 $130×10^9$/L。尿常规：红细胞（+），白细胞少，蛋白阴性。肝在肋下一横指，脾在肋下及边，心搏 92 次/分。诊为过敏性紫癜并消化道出血。经对症治疗及输血等抢救，症状未减，下病危通知，因系独子，家属焦愁万状，乃转入我院内科诊治，延请李老会诊。

诊察病人，脉弦滑兼数，口臭熏人，舌质边尖红，苔薄白稍干，诊为风邪内陷，肝郁化热，劫伤阴络，肝木侮土，脾不统血。以抑木扶土、清热止血之法为治。方用雷少逸培中泻木法重用白芍量为 18g，加葛根、云黄连、仙鹤草、败酱草、侧柏炭，连进 2 剂后腹痛大减，便血减少，血色转淡，日约 5～6 次，可略进米粥，续以本方加减服 10 剂而安，至今随访未发。[罗珊珊. 李幼昌运用雷少逸法诊治常见多发病经验. 辽宁中医杂志，2006，33（10）：1239-1240]

（六）享诺基纳二氏综合征

张某，男，11 岁。患儿自 6 岁起发病，每次发病呈周期性，约 6～10 天 1 次，发时先有两胁及脐周疼痛，大便稀或不成形，每日 1 次，继之双膝关节周围肿胀疼痛，患部皮肤如常，不能行走，必卧床 3～4 天，虽不治疗，亦可自行消肿缓解，食欲减退，5 年来曾在本市各中西医院内、外、针灸、按摩、理疗各科治疗未效。至北京、上海、广州作进一步检查诊断，经照片、骨髓穿刺、血化验及培养、免疫功能等各种检查后仍未确诊，又返回昆明，后在某医院请一位老医师继续检查诊断，通过查阅大量国内外文献资料报道，才查到日本有关此病的一篇报导，诊断为享诺基纳二氏综合征，但病因尚未明了，因而亦无特效疗法，遂于 1976 年 8 月来寓请李老先父诊治。

诊察患儿，面色黄滞，体质瘦弱，舌苔薄白微腻，脉细弦无力，诊为肝脾失调、筋脉失养，治以调和肝脾、濡通筋脉为法，方用雷少逸培中泻木法加怀牛膝、陈木瓜、伸筋草，服 3 剂后发病周期有所延长，腹痛及膝关节肿痛均有减轻，知药已对证，续用本方酌加活血祛瘀药物，共服 30 余剂而愈，今已成人，发育正常，病未复发。[罗珊珊. 李幼昌运用雷少逸法诊治常见多发病经验. 辽宁中医杂志，2006，33（10）：1239-1240]

【临床应用】

（一）肠道易激综合征

药用：炒白术 15g，炒苍术 15g，白芍 20g，防风 10g，陈皮 10g，乌药 10g，当归 6g，甘草 10g。腹痛甚者重用白芍，加木香、玄胡、川楝；大便黏液加黄连、白头翁、秦皮、煨诃子；五更泄泻，畏寒肢冷加制附子、补骨脂；久泻不止者加赤石脂、罂粟壳、乌梅；心烦易怒，失眠多梦者加枣仁、浮小

麦。总有效率为94.27%。[陈登华.中西医结合治疗肠道易激综合征35例.四川中医，2001，19（9）：19-20]

（二）慢性结肠炎

药物为：陈皮10g，白术15g，杭芍15g，防风10g，茯苓15g，吴萸10g，荷顶3个，炮姜10g，甘草3g。加减法：大便带黏液者去炮姜加粉葛、木香，兼腹痛者重用杭芍加延胡索、川楝子，兼脓血便者加黄连、地榆炭、槐角炭、仙鹤草；久泻滑脱加赤石脂、五倍子；小便短黄加车前子、猪苓。10～15天为一疗程。治疗110例，总有效率达96.3%。[狄群英.培土方治疗慢性结肠炎110例.云南中医杂志，1994，15（1）：6-7]

【临证提要】

本方调理肝脾，主要用于泻痢的治疗。雷丰临证加减法如下：

洞泄，加苍术、泽泻。风痢，体素寒者，加木香、苍术；体素热者，去吴萸、炮姜，加芩、连、煨葛；胸闷溺赤，夹湿，宜佐赤苓、泽泻；吞酸嗳腐，夹食，加山楂、厚朴。

李幼昌善用本方治疗多种疾病，如消化系统疾病，包括胃肠功能紊乱所致之泄泻、腹痛，慢性痢疾，过敏性结肠炎，慢性肝炎、慢性胆囊炎并发腹泻，消化道出血等，以及过敏性紫癜等。凡肝脾失调所致者均效。其临床加减法主要有：兼肠道湿热，大便带黏液脓血者，原方去炮姜加木香、云黄连各6g，炒黄芩10g；出血者加仙鹤草、荆芥炭、地榆炭、侧柏炭各10g；久泻滑脱加赤石脂15g，五倍子6g；小便短黄加车前子、猪苓各10g；腹痛者重用杭芍，加延胡索10g，川楝子6g；湿盛苔腻加佩兰、郁金、苍术各10g；食欲不振加砂仁、白豆蔻各6g；兼表证加粉葛15g；兼食滞加谷芽、鸡内金各15g。可供临床参考。

∼❀ 补火生土法 ❀∼

【来源】《时病论》卷之三。

【组成】淡附子八分　肉桂六分，细锉分冲　菟丝子一钱　补骨脂一钱　吴茱萸八分，泡　益智仁一钱　苏芡实二钱

【用法】加莲子肉十粒入煎。

【功效】温肾健脾，散寒止泻。

【主治】飧泄、洞泄，五色痢，久泻虚痢，完谷不化，尺脉沉迟，按之无力。

【方解与方论】

本证因命门无火，下焦虚寒，脾失健运所致，故用附子、肉桂温肾散寒，补骨脂、菟丝子温补肾阳，益智仁、吴茱萸、芡实、莲肉温中健脾止泻。全方有温补命火，健脾止泻的作用。

雷丰云："桂、附辛甘大热，补命门之火以生脾土；菟丝、补骨脂，温补其下；吴萸、益智，暖其下复暖其中；中下得其温暖，则火土自得相生，而完谷自能消化；更佐芡实、莲子，补其脾且固其肾；盖火土生，脾肾固，而飧泄洞泄无不向愈矣。"

【验案精选】

（一）五更泄

治疗五更泄 34 例，服药 2 剂即显效者 4 例，痊愈 1 例；服药 10～20 剂痊愈 25 例；服药 20 剂以上痊愈 3 例，明显好转 4 例，无效 1 例。

典型案例：巩某，男，59 岁，工人。1996 年 10 月 26 日就诊。自述两月前曾患胃肠炎，服复方新诺明、氟哌酸、苯乙哌定等西药已有好转，大便经常稀薄，腹痛肠鸣，纳谷不香。但近几天来每于黎明前鸡鸣时腹痛肠鸣，解稀薄大便 2～3 次，泻后方安，白天如常人。病人神倦乏力，腰酸腹痛，畏寒

肢冷，舌淡苔薄脉沉细，证属脾肾阳虚，火不生土之肾泄，拟补火生土法。处方：炒白术 15g，云苓 15g，补骨脂 12g，炒白芍 24g，炮姜 10g，上肉桂 6g，煨肉豆蔻 10g，吴萸 6g，熟附子 10g，五味子 10g，山药 15g，扁豆 15g，党参 15g，广皮 12g，砂仁 10g，甘草 6g，木香 10g，生姜 5 片，大枣 5 枚。服药 2 剂，腹痛腹泻明显好转，自觉很舒适。效不更方，原方续服 2 剂而愈。随访 1 年未见复发。[李新平. 补火生土法治疗五更泄 34 例小结. 时珍国医国药，1999，10（3）：218]

（二）幽门不全梗阻

程某，男，32 岁，汽车司机，1981 年仲夏就诊。

病人患"十二指肠球部溃疡"九载，1987 年钡餐摄片检查，提示幽门不全梗阻。近半月来呕吐频作，日十至十四五次不等，初为胃内容物，后为黏液，并呕血样液体一次，胃脘灼痛，嗳腐吞酸，朝食暮吐，暮食朝吐，大便黑如柏油，大便潜血试验阳性。医以半夏泻心汤四剂而呕吐稍止，后宗原方化裁，调治旬余，证无进展，乃就诊于余。但见胃脘不适，水声辘辘，进食则胀，旋即吐出，吐则舒，嗳腐，头昏乏力，形体渐疲，舌淡胖，苔白腻，脉滑重按乏力。遂投苓桂术甘汤加枳实、草蔻数剂，证得微解，终未收全效。细审之，但见其人虽处仲夏，烈日炎炎，而身穿毛线上衣，毛线背心及制服，仍觉身凉。虑其脾肾阳虚，火不生土，痰饮内阻，遂改投补火生土之剂，宗四神丸化裁。处方：补骨脂 10g，吴茱萸 6g，肉豆蔻 10g，炮附子 10g，云茯苓 18g，桂枝 10g，白术 10g，山楂肉 12g，车前子 10g，服本方 2 剂即自感身渐热，能去毛衣，再服 4 剂，诸症悉平。半年后随访，未见复发。

按 补火生土法乃指补命门之火以增强脾胃纳运之力。五行学说认为火能生土，土能制水，命门之火一衰，即犹釜底无薪，必致中州或为水谷不腐，或为水湿内停。此证命火不足则形寒畏冷，舌淡；无火腐谷则食而不化，嗳腐吞酸；水聚为饮，困遏中阳，则见呕吐痰涎，水声辘辘，苔白腻，脉滑。前方虽投苓桂术甘汤温中化饮，然究为釜底无薪，宿饮虽化旋而复生，终不得全效。后方补火生土能获功效者，治病求其本也。方用补骨脂、肉豆蔻、炮附子温肾暖脾，补火生土；吴茱萸温中散寒；茯苓、桂枝、白术温中化饮；更用山楂肉消食导滞；车前子导饮邪下溢，使饮有出路，如此配合，则"大补下焦元阳，使土旺火强，则能制水而不复妄行矣"（《医方集解》）。［马哲河.补火生土法临证一得.四川中医，1983，（3）：39］

【临证提要】

本方温肾健脾，用于脾肾阳虚，久泻不止，大便清稀，肢末不温，临床可仿雷丰加煨葛、荷叶。本法今可用于中寒脾虚之慢性消化道疾病，治疗此等疾病温扶肾阳，补火生土，每可获良效。

暖培卑监法

【来源】《时病论》卷之三。

【组成】 西潞党三钱，米炒　白茯苓三钱　于潜术二钱，土炒　粉甘草五分，水炙　炮姜炭八分　茅苍术六分，土炒　益智仁一钱　葛根五分，煨

【用法】 加粳米一撮，煎服。

【功效】 温阳健脾，升清止泻。

【主治】 脾土虚寒泄泻，及冷痢水谷痢，腹中微痛，登圊频频，痢下白色，稀而清腥，小便清白，饮食少餐，四肢困倦，手足寒，苔白，脉来细缓无力，或关部兼弦，或脉来缓怠近迟，或脉细小而迟。

【方解与方论】

此因脾胃虚寒，清阳不升，故用四君子汤、理中丸温中健脾，加苍术燥湿止泻，益智仁温中止泻，葛根升清止泻，粳米和中。

雷丰云："法中以四君合理中，暖培其脾土也。脾喜燥，故佐以苍术，喜温佐以益智，喜升佐以葛根，喜甘佐以粳米。"

【验案精选】

（一）风痢病一误再误

城东孔某之子，放学归来，腹中作痛，下利清血，其父母疑为伤损，遂服草药，应效全无，始迎丰诊。脉象缓怠而小，右关独见弦强。丰曰：非伤损也，是属春伤于风，夏生肠澼之候也。肠澼虽古痢之名，然与秋痢治法有别，痢门成方，弗宜胶守。即用培中泻木法去炮姜，加黄连治之，服下未有进退。更医调治，便云血痢，所用皆是止涩之药，血虽减少，而腹痛尤增，甚则四肢厥冷。仍来商治于丰，诊其脉，往来迟滞，右关依旧弦强，此中土虚寒，被木所凌之象，总宜温补其脾，清平其肝，用暖培卑监法加黄连、川楝，服之腹痛顿止，手足渐温，惟下红未愈。照前法除去炮姜、智、楝，加芥炭、木香、枯芩、艾叶，令尝五剂，喜中病机，复用补中益气，方获全安。（《时病论》）

（二）胃痛

王女，39岁，1987年3月2日初诊。脘痛已年余，久疗未效，病人自觉胃中冷感，喜用手按，绵绵隐痛，颇以为苦。诊见形瘦神疲，面色黧暗，纳少气短，便溏溲清。舌淡边有瘀点，苔白厚，脉涩弱。证系脾胃虚弱，寒凝气滞，并有瘀积。治以暖培卑监法进退。处方：炒党参、炒苍白术、白茯苓、益智仁、煨葛根、炮姜炭、赤白芍、炒延胡索、桂枝各10g、制附子、炙甘草各7g。3剂。药后痛缓纳增，诸恙好转，又出入5剂，痛即全止。随访近年，未见复发。

按 方去暖培卑监法粳米之甘滞，增桂、附以散寒温阳，另因舌边有瘀点，脉涩，知挟瘀滞，故复佐入赤白芍、延胡索化瘀止痛。[马继松. 承忠委老中医应用暖培卑监法的经验. 江苏中医，1988，(8)：1-3]

（三）呕吐

施某，男，46岁。1984年3月6日初诊。脾胃素虚，纳多呕吐，时发时止已半年，迭经治疗效不显，刻诊：面色苍白，形羸肢冷，脘腹痞胀，食略多即呕感寒尤甚，头重腰酸，气短乏力，便溏少，溲清长。舌淡苔白滑，脉沉迟，此系脾阳不足，寒湿困中，胃气上逆使然。宗暖培卑监法为治。处方：炒党参、茯苓、焦白术、煨葛根、姜半夏各 10g，炮姜炭、焦苍术、益智仁、桂枝各 6g，粳米一撮。3 剂。3 月 10 日复诊：吐已止，余恙渐减，嘱原方继服 3 剂。药后病愈，但吐久体虚未复，原方出入调治 1 周而愈。

按 前贤责呕吐之因，多由胃不能降，然细究不降之理，则虚实参半矣。病人因年近半百，难免脾阳日馁，又复为寒湿所困，终致本虚标实，故予暖培卑监法，舍甘草之甘缓恋湿，加半夏降逆镇呕，桂枝阳平冲，白蔻芳化调气，共收温中止吐之效。虽葛根古人多作为鼓舞脾胃清阳之要品，呕吐概因胃气上逆，故鲜有用者，然《本草正义》言葛根"又主呕吐，亦以胃气不能敷布，致令食不得入"。可见在脾胃气虚无力布运津液的情况下，葛根与健脾化湿药同用，可收布津止呕之效。况承老伍入半夏，与葛根组成药对，使脾升胃降，清升浊降，温凉共济，相反相成，恰合吴塘"治中焦如衡，非平不安"之旨。[马继松.承忠委老中医应用暖培卑监法的经验.江苏中医，1988，(8)：1-3]

（四）腹泻

肖某，男，22 岁。1987 年 6 月 7 日初诊。腹痛腹泻 5 天，曾服多种抗菌素未效。刻诊：腹痛即泻，泻下如注，多为完谷，目眶下陷，面苍白，冷汗出，嗳气恶心，纳呆神疲，气短懒言。舌瘦淡，苔白腻，脉沉迟。病人脾胃清阳之气被药物所伤，故急当健脾温中，燥湿助运。用暖培卑监法为治。处方：炒党参、焦苍白术、白茯苓、煨葛根、炮干姜、制附子、焙内金、焦山楂各 10g。3 剂。药后痛泻均止，它恙亦减；原方出入，续服 3 剂而瘥。

按 前贤关于腹泻之治法甚多，而李士材在《医宗必读》中，以九法括之，可谓直扼其要。本案用暖培卑监法加味，已运用了其中的淡渗（茯苓）、升提（葛根）、疏利（山楂、内金）、甘缓（党参、炙草）、固涩（益智仁）等七法，故投之焉能不效？[马继松.承忠委老中医应用暖培卑监法的经验.江苏中医，1988，(8)：1-3]

（五）便血

徐某，男，47岁。1986年9月15日初诊。大便出血时发时止已三载，经某医院检查，诊断为消化道溃疡，叠治鲜效。病人神疲懒言，形瘦肢冷，腹痛绵绵，饥时尤甚，按熨则舒，纳少乏味，便溏色紫，小溲清长。舌淡、苔白厚，脉沉弱。显系"阴络伤则血下溢"之证。故亟予健脾温胃，益气摄血，用温培卑监法加味。处方：炒党参、焦白术、炙黄芪、茯苓各15g，炒白芍、煨葛根、炮姜炭、焙内金、炙甘草各10g，益智仁、焦苍术各6g，粳米一撮。3剂后便色转黄，食欲略振，腹痛渐止，复诊续进5剂。9月25日三诊，诸恙均好转，原方出入7剂，病即稳定。后以7剂量作蜜丸一料缓调，至今未见复发。

按 张景岳谓"血动之由，惟火惟气"乃言其一般，而此例则属一般中寓有特殊。病人病发三载，一派脾虚中阳不振之象。承师对此，除予暖培卑监原方外，更增入黄芪益气以统摄血行，伍入白芍补血养血，缓急止痛，故收效颇速。若不加详辨，泥于"血得寒则凝，得热则行"，而浪投凉血止血，则适得其反矣。[马继松．承忠委老中医应用暖培卑监法的经验．江苏中医，1988，（8）：1-3]

（六）黄疸

樊某，男，35岁。1985年10月7日初诊，患急性肝炎已年余，经某医院治疗好转。近月来自觉腹胀纳呆，胁痛尿黄，经某医院复查为"慢性肝炎"，再治未见显效。刻诊：见目睛微黄，面色晦暗，脘痞腹胀，纳呆神疲，腰膝酸软，心悸肢冷，便溏溲赤。舌黯、苔白腻，脉濡。肝肋下二指。肝功能检查：黄疸指数12单位，麝浊18单位，锌浊14单位，谷丙转氨酶140单位。证系肝胆气滞，疏泄失调，脾阳为寒湿困遏而发为阴黄。治用暖培卑监法。处方：炒党参、炒白术、白茯苓、煨葛根、茵陈、郁金、制香附各15g，炒苍术、炮姜、柴胡、炙甘草各10g，红枣7枚。5剂。药后腹胀减轻，食欲略增，溲转淡黄，续进原方5剂。因诸证叠减，又续服7剂。四诊时目黄悉退，四肢转温，神爽纳增。按原方损益，日服1剂，连服半月。11月15日五诊时复查肝功能：黄疸指数 6 单位，麝浊 5 单位，锌浊 4 单位，谷丙转氨酶 40 单位。遂用本方加减研末蜜丸继服两月，后复查两次肝功能，均属正常。

按 病人因系典型阴黄，故承师除予暖培卑监法温运脾土外，更遵古人"治黄不利小便，非其治也"之旨，伍入利水退黄之茵陈；另考虑由"急肝"转"慢肝"，病人之抑郁在所难免，复又配郁金、柴胡、香附，既可条达肝气，又可疏泄胆汁。益智仁因偏敛涩，有碍于利尿，故舍弃之。观此方选药虽平平，然于此证颇为熨贴，且注意到"慢性病当有方有守"，在证情稳定后，改蜜丸常服，终获痊愈。[马继松. 承忠委老中医应用暖培卑监法的经验. 江苏中医，1988，（8）：1-3]

（七）浮肿

翟某，男，21 岁。1987 年 1 月 11 日初诊。浮肿已年半，食盐则加剧，某医院诊为"急性肾炎"，经治浮肿消退，但尿蛋白始终在（++）至（+++）之间。刻诊：面㿠白，脸浮肿，头晕耳鸣，腰痛腿软，纳少气短，肢冷神惫，大便不实，小溲短少。舌淡胖、苔白润，脉沉细。尿检：蛋白（+++），白细胞 2～3/HP，红细胞 0～1/HP，脓细胞极少，颗粒管型少数。证系阴水，责之土弱，水湿泛溢。治拟健脾利湿，补肾温阳，予暖培卑监法增损。处方：制附子、炮姜、桂枝、炙甘草各 10g，炒党参、焦白术、煨葛根各 15g，薏苡仁、连皮茯苓各 50g。5 剂。药后纳增神振，腰痛好转，浮肿随小便畅解而退。复诊加山药 15g，继进 7 剂。三诊尿检：蛋白（+），白细胞 0～1/HP，守原方续投 7 剂。四诊时尿检：蛋白已微量。再守原方略予增损嘱服 7 剂。2 月 23 日五诊，尿蛋白转阴，诸恙均消失。继进原方 10 剂以巩固之。并嘱用玉米须每日 50g，煎代茶饮。追访至今，未见反复。

按 张景岳曰："凡水肿等证乃肺脾肾三脏相干之病。盖水为至阴，故其本在肾，水化于气，故其标在肺；水惟畏土，故其制在脾。"此病人为阴水，故承师在用炮姜、益智仁温运脾阳的同时，更益制附子、桂枝，以温肾散寒，宣化膀胱，补火生土，助脾益气；在应用大剂连皮苓的同时，更辅以大剂苡仁，以增健脾利湿之效。尤妙者，在于葛根一味，升脾肺之气，开水之高源，肺气一旦宣畅，小便自可涓涓。处方用药悉遵喻昌"水病以脾、肺、肾为三纲"而投，故获效彰彰。[马继松．承忠委老中医应用暖培卑监法的经验．江苏中医，1988，（8）：1-3]

（八）白浊

董某，女，40岁。1986年5月4日初诊。尿如米泔已数月，尿盂底常沉淀如白粉，遇寒尤甚。刻诊：面色欠华，眩晕腰酸，小腹隐痛，纳差便溏，神疲肢冷。舌淡、苔白腻，脉沉缓。尿检：蛋白（-），上皮细胞（++），白细胞0～1/HP，红细胞0～2/HP。证系脾气亏，肾阳馁。故当健脾益气，补肾固精，用暖培卑监法为治。处方：薏苡仁30g，茯苓、炒党参、焦白术、山药、煨葛根、煅龙牡、芡实各15g，乌药、炮姜、炒苍术、益智仁、炙甘草各10g。三剂。药后白浊减半，他恙亦好转，嘱继服五剂。三诊时已尿清神爽，诸证霍然；本人要求续服5剂，以巩固之。后于1988年春节追访，未见复发。

按 白浊是指小便混浊，白如泔浆，而溲时无尿道疼痛为特征的疾患。或责之湿热下注，或责之脾肾亏虚。每根据小溲之颜色而区分为两类：色白者，为白浊；色赤者，为赤浊。本例病人脉证相合，则诚如《巢氏病源》所云："胞冷肾损，故小便白而浊也。"方以暖培卑监法益气健脾，虽亦对证，然温肾固精之力似嫌不足，故承师复配入《妇人良方》之缩泉丸及龙、牡、芡实，以双管齐下。[马继松．承忠委老中医应用暖培卑监法的经验．江苏中医，1988，（8）：1-3]

【临证提要】

本方有温阳健脾、燥湿升清之功，用于痢疾、泄泻有效。雷丰加减法如下：风木克土，土虚不运，加白芍、防风；劳役过度，脾阳困顿，加黄芪、荷叶；下焦无火，不能腐熟，加补骨脂、吴萸；痢后中虚，饮食停积者，加陈皮、楂肉。此外，腹痛加楂炭、木香。

本方今用于呕吐、胃痛、腹泻、便血等消化系统疾病，也可治疗黄疸、浮肿、白浊等，应用颇广。承忠委老中医认为，本方药性偏温燥，故最宜于脾阳不足复为湿邪所伤之疾，脾阴不足者慎用，且不可久服，以免伤津化燥。其说可资借鉴。

～ 补中收脱法 ～

【来源】《时病论》卷之三。

【组成】东洋参三钱　黄芪二钱，米炒　于潜术一钱，土炒　粉甘草五分，炙　罂粟壳一钱，炙　白芍药一钱，土炒　诃黎勒一钱五分

【用法】加石榴皮一钱同煎。

【功效】补中益气，收涩止泄。

【主治】泄痢不已，肛门下脱。

【方解与方论】

本证因气虚不固所致，故用参、芪、术、草健脾益气，罂粟壳、诃子、石榴皮收涩固脱，白芍缓急敛阴。

雷丰云："此治泻痢日久，气虚脱肛之法也。以参、芪、术、草之甘温，补中州以提其陷；罂、芍、诃黎之酸涩，止泻痢且敛其肛；用榴皮为引者，亦取其酸以收脱，涩以住痢也。"

【验案精选】

久痢脱肛

男患，2岁。1月前随母至远地探亲，感受暑湿，下痢赤白，诊断为急性细菌性痢疾，服抗菌素症状减，在返家途中，复受暑热，下痢加剧，日三十余次，肛门脱出，体瘦神疲，低热多汗，口渴饮冷，舌淡红，苔黄滑，指纹淡红，脉细数。证属久痢肠滑，湿热留恋。治宜补脾升清、涩肠固脱，佐以清化。用补中收脱法［东洋参6g，黄芪、白术、罂粟壳、石榴皮（炒土）、

白芍（土炒）各9g，诃黎勒9g，甘草3g] 去罂粟壳，加白头翁9g，佩兰、葛根、茵陈各6g，黄连2g，进3剂，大便日泻5～6次，带黄色黏液，肛门外出，汗出减少，夜寐不安，小便色黄，舌淡红，苔薄黄，脉细弱。为脾胃虚弱，余邪犹存。治宜扶脾升陷，清热祛湿。方用太子参9g，升麻、枣仁、佩兰、鸡内金、黄芩各3g，苡仁、金银花、益元散各6g，4剂病愈。[彭述宪.痢疾证治概述.实用中医内科杂志，1989，3（2）：15-16]

【临证提要】

本方益气健脾收涩止泻，用于久泄久痢，滑脱不禁，肛门脱出，舌淡苔薄，脉细弱者有良效。

通利州都法

【来源】《时病论》卷之三。

【组成】 白茯苓三钱　泽泻一钱五分　苍术八分，土炒　车前子二钱　通草一钱　滑石三钱，飞　苦桔梗一钱

【用法】 河水煎服。

【功效】 清利湿热。

【主治】 火泻，泻出如射，粪出谷道，犹如汤热，肛门焦痛难禁，腹内鸣响而痛，痛一阵，泻一阵，泻复涩滞，溺赤涩，口渴，舌苔黄，脉数。

湿泻，泻水，胸前痞闷，口不作渴，小便黄赤，脉缓涩。

湿热痢疾，里急后重，忽思饮，饮亦不多，忽思食，食亦乏味，小便热涩，痢下赤色，或淡红焦黄，脉濡数。

湿热，身热有汗，烦渴溺赤，苔黄而泽，脉来洪数；或肌肉隐黄，脘中不畅，口渴不欲饮水，身体倦怠，微热汗少，小便短赤，舌苔黄腻，脉沉而缓。

【方解与方论】

本证因感受湿热，或因湿热内生所致，故全方取渗利之品为主，重在使湿从小便去，妙在桔梗一味，开肺气以通水道，则全方祛湿之功效尤著。

雷丰云："首用茯苓甘淡平和，而通州都为君；泽泻咸寒下达，而走膀胱为臣；佐苍术之苦温，以化其湿；车前、通、滑之甘淡，以渗其湿；使桔梗之开提，能通天气于地道也。"

【验案精选】

（一）泄泻

1. 小儿暑湿腹泻 金某某，男，2岁。本县城郊乡周家村人，1984年6月8日诊治。其母代诉：腹泻水样便一天。患儿昨日起病，水泻如注，日行十余次腹不痛，口渴喜饮，烦燥不安，尿少色黄，舌苔白，脉濡略数，证属暑湿内蕴，脾受其困，清浊不分，水趋大肠。用雷丰通利州都法：白茯苓10g，泽泻6g，土炒苍、白术各8g，车前子10g，白通草3g，滑石10g，桔梗3g，葛根、山楂炭各10g，鲜荷叶一角，2剂。数日后，母来院告云：是日购药回，患儿泻利不止，烦躁口渴愈甚，急将药煎好，即以药汁作茶尽其饮，患儿渴急，亦不识其药，遂畅饮之，至夜半，得小便数次，泻利渐止，神疲而卧，翌日泻止思食，米粥调养数日而愈。[胡学刚.通利州都法治疗小儿腹泻.四川中医，1986，（3）：23]

2. 湿泻 裘某某，女，35岁，1984年4月12日就诊。2日前，冒雨涉水，自觉周身无力，即以生姜、大枣水煎服。是夜胸闷，口不作渴，腹中微痛，大便稀溏。次日，泄泻甚，仅上午腹泄达6次，四肢倦怠，不思饮食。检查：面色萎黄、懒言、脉缓、舌苔白。诊为湿泻。治以雷丰通利州都法。处方：茯苓15g，泽泻10g，苍术6g（土炒），车前子10g，通草5g，滑石15g（飞），桔梗5g，水煎服之。服用4剂，泄泻止，病愈。[姜国峰，邓启源.应用雷丰法治泄泻.福建中医药，1988，19（4）：33]

3. 热泻 陈某某，男，26岁，1994年10月3日就诊。素有内热便秘病史。国庆之日，频赴宴会狂饮，恣食肥甘，发生二次醉酒。昨日自觉腹痛，即临厕而泻，泻出如射，肛门灼热难忍。腹痛肠鸣泻后痛稍减，夜4～5行。口渴，小便短赤。检查：面色微红，舌质红赤、苔黄。体温38.2℃。拟诊为热泻，治以雷丰通利州都合清热止泻法。处方：茯苓15g，泽泻10g，车前子10g，通草5g，滑石15g（飞），桔梗5g，黄芩10g，黄连7.5g。水煎服之。本方服用2剂，热退泄止。又嘱其以麦冬、大枣煎水频频服之以调其后。

按 本例素有内热，又饮酒肥甘，热势炽盛，故用通水道之法，使热从小便而利之，去苍术之温燥，加苦寒之芩、连泻火而显效。[姜国峰，邓启源. 应用雷丰法治泄泻. 福建中医药，1988，19（4）：33]

（二）产后尿潴留

李某，女，2岁。病人系第一胎，于1992年1月15日，因臀位在我院行会阴侧切手术娩出一男婴。产后即小便点滴不通，经用针灸、腹部热敷等无效，留置导尿管（每4小时开放一次）。拔管后仍不能自行排尿。于1992年1月23日邀中医会诊。产后尿潴留8天，小腹拘急下坠胀痛，精神抑郁，两胁胀痛，烦闷不安，乳汁量少，口臭纳少，恶露未净，大便秘结（需用开塞露排便），舌淡红，边尖刺痕，苔薄白微黄腻，脉弦滑数。证属产后耗气伤血，膀胱气化不行，气机阻滞，肝失疏泄。治以通利州都为主，佐以益气行滞，通腑泄浊。方拟通利州都汤加味：通草10g，桂枝6g，茯苓10g，泽泻10g，车前子15g（包煎），麦冬10g，黄芪15g，益母草15g，大黄10g，桔梗10g，柴胡6g，粉葛根15g，香附6g。2剂后腹中肠鸣，小便通畅，大便转顺，精神好转，纳增，尚腰酸。守前方加桑寄生15g，杜仲10g，再进3剂而获全愈。

按 病人因产后用力过度，产后耗气伤血，气化不及州都而致膀胱气化不利。又因产后第二天，其婴儿患肺部感染，住小儿科病房，因此，产妇情志不畅，气机阻滞，肝失疏泄；又加产时失血较多，阴血亏损，阳明腑气不通。可见此例病人病机复杂，虚中夹实，用通利州都汤以通利州都为主，便秘加大黄以通里攻下，肝郁气滞加柴胡、香附以疏肝理气。辨证正确，疗效显著。[金真. 通利州都汤治疗产后尿潴留35例. 浙江中医学院学报，1994，18（1）：20]

（三）产后无乳

陈某某，女，22岁。1953年3月24日诊。病人产后乳足且多，3日后突然无乳而邀余诊治。诊见：两乳不胀，挤见点滴，兼见腹微胀痛，不思饮食，神疲乏力，大便水泻，脉濡无力，苔白腻，舌质淡红。证由产后过食肥甘，呆胃滞脾，消化失常，阻遏脾阳，升降失常，清浊不分而导致便泻。况乳汁是以血为用，乳、血、津液乃水谷之清气所化生。今胃纳呆滞，脾失健运，水反为湿，谷反为滞，精华之气不能输化，精液不能敷布，乳汁何以化生？治当止泻为急，宜淡渗分利，用通利州都法加味治之：茯苓、泽泻（盐水炒）、车前子（盐炒）各15g，通草、桔梗各10g，滑石20g，焦山楂30g。水煎，分3次温服。翌日复诊，泻止乳足，精神饮食如故。用四君子汤加楂肉而善后。

按　本病为便泻导致无乳，治当治泻为要。故借此方淡渗分利通利膀胱，加楂肉一味磨消肉食，故一剂泻止乳足而获良效。［李如清．通利州都法治疗产后无乳．四川中医，1990，（1）：42］

【临床应用】

秋季腹泻

3天内痊愈者4例，6～7天内痊愈者4例，好转者3例，无效2例。治愈率为91%。加减法：兼风寒外感者加藿香、粉葛、苏叶；兼厌食呕吐者加白豆蔻、半夏、鸡内金；兼湿热重并伴发热者加粉葛、云连、栀子；兼轻度脱水者去滑石、茯苓，加太子参、鲜芦根、炒谷芽。［周易明．通利州都法治疗婴幼儿秋季腹泻36例．云南中医中药杂志，1999，20（3）：23-24］

【临证提要】

本方利湿止泻，临床主要用于泄泻的治疗，疗效颇佳，常有一剂泻止的出奇效果。雷丰的加减法包括：火泻，去苍术，加芩、连。湿热痢去苍术，加木香、黄连。大便秘结，加瓜蒌、薤白，开其上以润其下。大便未下，脉形实大有力，湿热夹有积滞，宜加玄明粉、制大黄。

此外，因本方通利膀胱之功颇为显著，故也可用于小便不利诸疾的治疗，包括产后尿潴留，以及泌尿系结石、尿道感染、前列腺炎、前列腺肥大、急性肾小球肾炎等疾患。李幼昌临床加减化裁方法包括：湿热较甚，尿频、尿急、尿痛明显者，加黄柏、栀子、瞿麦、萹蓄以清热通淋；热伤血络，尿中带血者，加生地、丹皮、赤芍、青黛以凉血散血；兼寒热表证者，加羌活、防风、细辛等以疏散风寒，或加金银花、连翘、薄荷、蝉蜕等以疏散风热；兼见颜面及肢体浮肿者，加桑白皮、大腹皮、地肤子；膀胱气滞，少腹急胀，小便癃闭不通者，加台乌、川草薢、小茴香、怀牛膝、冬葵子等。［罗珊珊.李幼昌运用雷少逸法诊治常见多发病经验.辽宁中医杂志，2006，33（10）：1239-1240］

❧❧ 清凉涤暑法 ❧❧

【来源】《时病论》卷之三。

【组成】滑石三钱，水飞　生甘草八分　青蒿一钱五分　白扁豆一钱　连翘三钱，去心　白茯苓三钱　通草一钱

【用法】加西瓜翠衣一片入煎。

【功效】清利暑湿。

【主治】暑温，暑热。

暑泻，泻出稠黏，小便热赤，面垢有汗，口渴喜凉，通体之热，热似火炎，脉来濡数，甚或沉滑。

秋暑，壮热烦渴，蒸蒸自汗，脉象洪濡或数。

【方解与方论】

本证因感受暑热或湿热之邪所致，方中用青蒿、连翘、西瓜翠衣清宣暑热，茯苓、扁豆健脾化湿，滑石、甘草、通草清利湿热。

雷丰云："滑石、甘草，即河间之天水散，以涤其暑热也。恐其力之不

及，故加蒿、扁、瓜衣以清暑；又恐其干犯乎心，更佐连翘以清心。夫小暑之节，在乎相火之后，大暑之令，在乎湿土之先，故先贤所谓暑不离湿也，兼用通、苓，意在渗湿耳。"

【验案精选】

（一）暑疟热盛逼血上吐

城南叶某之子，偶染疟疾，邀丰诊之。脉象迢迢有力，寒热间日而来，口渴喜凉，热退多汗，此为暑疟。遂用清营捍卫法去木贼，加藿香、草果、柴胡、甘草治之。服下疟势仍来，尤吐鲜红数口。复按其脉，转为弦大而数，必因暑热内炎，逼伤血络所致。思古圣有"治病必求其本"之训，此证暑热是本，吐血是标，可不必见病治病也。即用清凉涤暑法去扁豆，加黄芩、知母治之。连进两帖，疟发渐早，热势渐轻，不知不觉而解，血恙亦未复萌。（《时病论》）

（二）伏暑过服辛温改用清凉而愈

武林陈某，素信于丰，一日忽作寒热，来邀延医，因被雨阻未往。伊有同事知医，遂用辛散风寒之药，得大汗而热退尽。讵知次日午刻，热势仍燃，汗多口渴，痰喘宿恙又萌，脉象举取滑而有力，沉取数甚，舌苔黄黑无津。丰曰：此伏暑病也。理当先用微辛，以透其表，荆、防、羌、芷，过于辛温，宜乎劫津夺液矣。今之见证，伏邪已化为火，金脏被其所刑。当用清凉涤暑法去扁豆、通草，加细地、洋参。服二剂，舌苔转润，渴饮亦减，惟午后尚有微烧，姑照旧方，更佐蝉蜕、荷叶。又服二剂，热从汗解，但痰喘依然，夜卧不能安枕，改用二陈加苏、葶、旋、杏，服之又中病机。后议补养常方，载归里矣。（《时病论》）

（三）暑温

黄某，女性，40岁，于2009年7月10日初诊。入院述乏力厌油，口淡无味，全身酸痛伴发热2天，自服感冒药效果不佳，查体温38.5℃，舌质红，苔黄厚腻，脉浮数。考虑为冒暑，证属暑湿犯表，立清凉涤暑法。处方如下：青蒿15g，连翘10g，茯苓10g，通草6g，扁豆10g，滑石10g，甘草6g。服2

剂，诸症痊愈。[万鹏，陈泉，周德奇. 付灿鋆主任中医师治疗外感热病临床经验. 中国中医急症，2011，20（5）：732]

（四）伏暑

刘某，女，53 岁，退休工人，已婚，汉族。病人 1993 年 8 月下旬始感头昏痛乏力，发热，纳呆、全身不适，在个体医处用中药治疗（用药不详），头昏痛消失，但仍有发热，继之食欲不振，胸中灼热，脘腹痞满，全身不适，酸楚不舒，裹衣则热，弃之则冷，大便溏泻每日 2 次，苔黄厚腻，脉濡张。于 9 月下旬来我院就诊，其症同前，治宜清凉涤暑。处方：滑石 15g，生甘草 5g，青蒿 12g，白扁豆 25g，连翘 12g，白茯苓 12g，通草 6g，西瓜皮 15g，生大黄 3g，厚朴 12g，佩兰 12g，共服 6 剂，诸症消失，纳食正常，苔薄黄，脉缓。[张慧. 清凉涤暑汤加减治疗伏暑 10 例. 实用中医药杂志，1994，（2）：34]

（五）暑湿泄泻

张某某，男，45 岁，1974 年 7 月 8 日初诊。时值长夏，气候酷热，上山砍柴，途中渴甚，饮冷水数次，当晚即腹痛肠鸣，继而泄泻每昼夜 5～6 次，质稍稠黏，经当地卫生院诊为"急性肠炎"，曾用土霉素等药治疗五天未效，特来就诊。症见发热（体温 38.8℃），面垢纳呆，自汗，渴喜凉饮，尿灼热而赤，舌红，苔薄黄微腻，脉濡数。证属暑邪湿热内扰中州，清浊不分并走大肠而为泄泻，用本法合葛根芩连汤加减。青蒿、葛根各 15g，藿香、滑石、连翘、茯苓、扁豆、泽泻各 10g，通草、黄连、甘草各 6g，嘱服 3 剂，泻止热退，诸症亦相应改善，原方去青蒿、滑石、连翘、通草加党参、白术、淮山药各 10g，广木香 5g，继服 3 剂，诸恙悉退而愈。

按 本证与湿泻相类似，同属湿邪为患。然暑为阳邪，其性属热，虽不离湿，但多阳热见症，故泻出稠黏，伴发热烦渴、脉濡数等症，而无脘腹痞闷之候，湿为阴邪，其性属寒，证多寒湿兼见，故泄泻如水，伴腹痛肠鸣、脉多迟缓等症，而无发热烦渴之候。挟湿虽同，治法各异，一宜清解，一宜渗利。[杜勉之. 雷丰清凉涤暑法的临床应用. 江苏中医杂志，1984，（3）：18]

（六）暑痢发热

刘某某，女，56岁，1979年7月15日初诊。下痢便血脓已十余天，每日腹泻7～8次，伴恶寒发热，里急后重，头痛腹痛，口干纳呆，尿赤肛门灼热，脉濡缓，苔白腻等证，投白头翁汤3剂，寒热下痢如故，且见泛恶呕逆，四肢不温，改投香砂六君子汤加减两剂，药后不但血痢未减，而且热势鸱张，症见壮热（体温39.8℃），烦渴引饮，面垢自汗，舌红苔黄腻，脉来洪数。证属暑痢发热，选用本法加减。予青蒿、葛根各15g，黄芩、滑石、茯苓、扁豆、藿香梗各10g，甘草、黄连、广木香各5g，服药3剂后，热退痢减，原方出入继服5剂，诸恙悉退而瘥。

按 夏季痢疾多暑湿为患。白头翁汤用之为何不效？盖本例湿重暑轻，药后有湿遏热伏之弊，故血痢未减反增呕逆，改香砂六君，又嫌甘温助热，故热势鸱张。叶天士说："通阳不在温，而在利小便。"实为暑湿郁热的最佳治法。本例病人用本法清利暑湿，投药8剂，诸恙全瘥。故临证选方择药，当掌握时令气候变化，庶可事半功倍。[杜勉之.雷丰清凉涤暑法的临床应用.江苏中医杂志，1984，（3）：18]

（七）感冒

江某某，男，37岁，1995年5月12日初诊。素食油腻厚味，湿热滋生于内。由于乘舟车不慎感冒，曾服扑感敏并注射复方氨基比林针等，症状不减。今发热（39.2℃），汗出，微有恶寒，头重身楚，咳嗽痰略黄，纳呆，小溲短黄，大便溏薄，日2次，舌偏红、苔腻微黄，脉濡数。脉症合参，证属外感湿热邪气，治宜清利湿热，拟清凉涤暑法加味。处方：青蒿12g，连翘15g，荷叶8g，茯苓15g，扁豆15g，通草6g，滑石30g，甘草5g，藿香10g，佩兰10g，瓜蒌15g，木瓜15g。4剂，每日2剂。5月14日（二诊）：体温降至正常，头重咳嗽等诸症若失，惟感纳食不馨，肢体倦怠，脉濡缓。予清芳之品以消除余邪，调理脾胃，用薛氏五叶芦根饮加麦芽。[黄斌，谢秋芳.清凉涤暑法治湿热感冒97例.江西中医药，1998，29（5）：18]

（八）高热

尹某，男性，8 岁。1993 年 6 月 26 日初诊。高热 5 天，T39.4℃，体检及实验室检查无特殊，西医曾以"发热待查"予解热、对症治疗及物理降温，药后 2～3 小时，热势稍退，复又升至 39℃ 以上。巴师诊之：高热已 5 天，有汗不畅，咽痛头痛，口渴面赤，溲黄而热，苔薄黄，脉数。诊为夏令暑温，拟清凉涤暑法方，并停用西药。予飞滑石 15g（包煎），青蒿 10g，连翘 12g，炒牛蒡子 10g，赤茯苓 12g，银花 12g，桔梗 5g，生甘草 3g，菊花 10g，加西瓜翠衣 1 片入煎。水煎服，日 1 剂。6 月 28 日复诊，谓服药 1 剂，高热即退，未再复萌，惟仍觉口干、乏力、咽稍痛，诊见黄苔已转薄白而少津，予益气养阴方药而收功。[郑日新，巴执中，肖金.巴坤杰论清凉涤暑法及其清热作用.中国中医急症，1994，3（5）：226]

（九）眩晕（暑湿蕴蒸，清窍被蒙）

张某某，女，52 岁，粮站职工。1995 年 9 月 2 日初诊。头晕目眩时作已年余，症剧半个月。头晕昏重，视物发蒙，胸脘稍闷，偶有泛恶，心烦寐差，口不甚渴，纳少，二便尚调。神清合作，形体肥胖，舌苔白而根厚，脉濡略数。平素医者常以痰浊中阻，清阳失升而用半夏白术天麻汤加减治之均能收效，而此次则罔然。余细审其舌苔虽见白厚，但舌头偏红，切其尺肤似有蒸热感，乃追问病史，知此次症发于冒暑外出之后，故辨之为暑湿蕴蒸，清窍被蒙，拟清暑利湿法治之。仿雷丰清凉涤暑法，方取滑石 20g，连翘、枇杷叶各 12g，青蒿、白扁豆花、茯苓、竹叶、荷叶、佩兰各 10g，甘草 3g。日 1 剂，水煎服。3 剂后诸症霍然。

按 素体肥胖，每多痰湿，且因其眩晕而兼胸闷、泛恶、舌苔白厚，而宗半夏白术天麻汤治之，似为正治，然何以不效？根由冒暑外出，暑气内逼，内外相引，致暑湿蕴蒸，蒙蔽清窍，气机被困，升降失和，故见诸症。此时再用半夏、白术、陈皮等偏辛、偏燥之品，反使暑邪弥彰，今仿雷丰清凉涤暑法，以其清暑利湿之力，治之根本，故能收效。[赖瑞祥.眩晕治验三则.四川中医，1997，15（3）：37]

（十）热淋

女，46 岁，2002 年 6 月 12 日诊。病人泌尿系感染多年，曾用多种抗生素、中药治疗，时发时止。近日因劳累复作，尿意频频，小腹、尿道掣痛，灼热感。尿常规见红细胞、白细胞。舌尖略红，苔薄白，脉细。药用：滑石15g，茯苓、甘草梢各 10g，通草 8g，连翘 12g，黄连 6g，白茅根 18g，赤芍9g。嘱其煎药多用水，连服 7 剂。药后尿常规（－），仍有小便不舒适感，继以三金片调理而安。

按 原方清暑化湿，多用通利之药，以其治热淋，应加凉血清热之品为宜。［金淑琴.雷丰诸法（诸方）杂病治验.山东中医杂志，2003，22（4）：247－248］

【临床应用】

湿热感冒

治疗 97 例，总有效率 98%。药用：青蒿 10g，连翘 10g，西瓜翠衣 30g（或荷叶 8g 替代），茯苓 15g，扁豆 15g，通草 6g，滑石 18g，甘草 3g。热重汗出者，重用青蒿、连翘，并加银花 10g；湿重恶寒、无汗者，加藿香 10g、佩兰 10g；头重者，加菖蒲 6g；肌肉关节酸楚不舒者，加秦艽 10g、木防己 15g；咳嗽流涕者，加杏仁 6g、瓜蒌 15g；咽痛者，加桔梗 10g、薄荷 6g；恶心呕吐者，加半夏 10g、竹茹 6g；大便溏泄者，加葛根 20g。［黄斌，谢秋芳.清凉涤暑法治湿热感冒 97 例.江西中医药，1998，29（5）：18］

【临证提要】

本方为雷丰治疗暑病之主方，雷丰临床加减法如下：

暑温初病，身热有汗，或口渴，或咳嗽，舌苔微白，或黄而润，右脉胜于左部，或洪或数，加杏仁、蒌壳。汗少而有微寒，或有头痛，去扁豆、瓜翠，加藿香、香薷。口不渴，兼湿，加薏苡仁、半夏。

阳暑，面垢喘咳，壮热心烦，口渴欲饮，蒸蒸自汗，脉浮洪有力，或洪数，去扁豆、通草，加石膏、洋参。呕逆加竹茹、黄连，便泻加葛根、荷叶。

暑热，初冒于肌表者，即有头晕、寒热、汗出、咳嗽等症，加杏仁、蒌壳。

热痢，暑气成痢，自汗发热，面垢呕逆，渴欲引饮，腹内攻痛，小便不通，痢血频进，去青蒿、瓜翠，加黄连、荷叶。

巴坤杰认为，清凉涤暑法清退时病高热疗效可靠，具体应用需注意查其热、汗、舌苔。发热多表现为表热、气分高热，以及湿热身热不扬；发热无汗，热势高，重用藿香、香薷，佐以清凉涤暑法；高热而少汗，则用清凉涤暑法，少佐香薷、藿香；高热而汗多时，酌加石膏。苔色淡白为热邪表浅，苔黄为邪热入里，均可用清凉涤暑法。如苔黄干、口渴，为高热津伤，可加石膏、知母、银花露等；如苔厚腻为湿滞偏重，可佐以渗利消导和胃之品，如川朴花、佩兰、二芽之属。此外，本方不仅用于时病发热，亦可用于内伤杂病证属湿热为患者。以上经验，可供临证参考。

～ 化痰顺气法 ～

【来源】《时病论》卷之三。

【组成】白茯苓四钱　制半夏二钱　陈皮一钱五分　粉甘草八分　广木香五分，煨　厚朴一钱，姜制

【用法】加生姜三片，水煎服。

【功效】理气化痰。

【主治】痰气闭塞。

痰泻，胸腹迷闷，头晕恶心，神色不瘁，或时泻，或时不泻，脉弦滑。

痰疟，头痛而眩，痰气呕逆，寒热交作，脉来弦滑。

【方解与方论】

本证因痰湿内阻，气机郁滞所致，雷丰云："痰气上袭于肺，肺与大肠相

为表里，其大肠……不固者，则肺病移于大肠，而成痰泻矣。"药用二陈汤化痰，加木香、厚朴行气。

雷丰云："苓、夏、陈、甘，即局方二陈汤化痰之妥方也。加木香、厚朴，以行其气，气得流行，则顺而不滞，故古人谓化痰须顺气，气行痰自消，且木香、厚朴，均能治泻，以此法治其痰泻，不亦宜乎！"

【验案精选】

痰泻

汤某某，男，35 岁，1956 年 3 月 17 日初诊。半年前，咳嗽不已，昼轻夜甚，诊断为气管炎。经治疗 1 周，咳嗽减轻。3 日前，突然腹痛泄泻，日 2～3 行，次日咳又甚，咳吐白痰，头昏，欲呕，不思饮食。腹泄如水样，日 8 次。诊脉滑，舌质淡、苔白，拟为痰泻。治以雷丰化痰顺气法处方：茯苓 20g，半夏 10g，陈皮 10g，木香 3g（煨），厚朴 5g（姜制），生姜 3 片。水煎服，3 剂。复诊（3 月 20 日）：自述泄泻止，其他症状均有好转，唯咳嗽症状未减，咳痰色白而稀薄。脉缓，舌质淡、苔白。按上方加苏子 10g，款冬花 10g，水煎服。是方服用 4 剂，咳嗽止，余未见其他不适，嘱其糜粥（加麦冬同煮食），自养 1 周以调理肺脾。［姜国峰，邓启源. 应用雷丰法治泄泻. 福建中医药，1988，19（4）：33-34］

【临证提要】

本方有行气化痰作用，用于气滞痰阻之痰闭、痰泻、痰疟等证，雷丰治疗痰疟，多加草果、藿香。

～◈ 楂曲平胃法 ◈～

【来源】《时病论》卷之三。

【组成】 楂肉三钱，炒　　神曲三钱，炒　　苍术一钱，土炒　　厚朴一钱，姜制　　陈广

皮一钱　甘草八分

【用法】加鸡内金二枚为引。

【功效】行气健脾，燥湿消食。

【主治】食泻，即胃泻，咽酸嗳臭，胸脘痞闷，恶闻食气，腹痛甚而不泻，得泻则腹痛遂松，脉气口紧盛，或右关沉滑。

食疟，即胃疟，寒已复热，热已复寒，寒热交并，噫气恶食，食则吐逆，胸满腹胀，脉滑有力，或气口紧盛。

【方解与方论】

本证因脾虚湿困，不能健运，胃失和降所致，故用平胃散行气燥湿、健脾助运，山楂、神曲、鸡内金消食和胃。

雷丰云："苍、陈、朴、草，系局方之平胃散，为消导之要剂。佐山楂健脾磨积，神曲消食住泻，鸡内金乃鸡之脾也，不但能消水谷，而且能治泻利。食泻投之，必然中鹄。"

【验案精选】

（一）食泻

曾某某，男，4岁，1987年1月29日初诊。除夕之夜，过食油腻、果品。新年伊始，腹泄，粪便臭秽，伴不化之品，泻后腹痛稍减，不思饮食，吞酸嗳腐。检查：中下腹有压痛，拒按，脉滑数，舌质淡，苔黄腻。拟为食泻。治以雷丰楂曲平胃法。处方：楂肉15g（炒），苍术3g（土炒），厚朴3g（姜制），陈皮5g，甘草4g，另加鸡内金一枚为引，共以水煎服之。服药1剂，立见功效。是夜泄止，嘱以糜粥调理之。

按　患儿暴食伤于阳明，阳明胃腑失其消化，是以食积太仓，遂成便泻，故以《时病论》楂曲平胃法治之。[姜国峰，邓启源. 应用雷丰法治泄泻. 福建中医药，1988，19（4）：34]

（二）胃黏膜肠化生

某某，男性，32岁，私营业主，于1996年6月21日初次来本科就诊。病人脘腹胀闷不适5个月，症状加重半个月，伴有恶心、嗳气、隐痛，纳谷尚可，二便调，舌质淡胖，边有齿痕，苔白腻，脉细。胃镜示：慢性浅表性胃炎伴糜烂，病理切片示：慢性浅表性胃炎伴糜烂（重度），伴肠上皮化生，分型为不完全性大肠型。首治以理气止痛，和胃化湿，予楂曲平胃散（焦山楂20g，神曲10g，苍术10g，厚朴10g，陈皮10g，甘草6g）加减。药后症状有改善，因虑本病有癌变危险，曾先后去上海、杭州等地治疗，因无有效西药，又回本科诊治。辨证（楂曲平胃散）与辨病（益气清化汤：生黄芪30g，莪术20g，生白术30g，白花蛇舌草30g，猫爪草25g，生地榆15g，土茯苓15g，白蔹10g，蒲公英20g）相结合治疗3月余，复查胃镜示：慢性浅表性胃炎，病理切片示：慢性浅表性胃炎，中度肠化。如此治疗3个疗程，胃镜及病理切片均示：慢性浅表性胃炎，未见肠上皮化生，此后每年做胃镜并且观察，未再检到肠上皮化生。

按 本病因气虚、因郁热、因血瘀合而为病居多。本病之形成多属病程较长，缠绵日久，治不得法而成，而中医学理论认为"久病多虚"、"久病多瘀"，因虚、因瘀均可致气机阻滞，气机阻滞日久，郁而化热，由此可见多种病因互为影响，互为因果，而形成了虚实挟杂，郁热瘀血并见之证候。楂曲平胃散具健脾助运、理气和胃之功，经随症加减后诸症自然好转。再治胃黏膜肠化生，首选生黄芪"壮脾胃，益元气"，莪术行气活血、化瘀滞，猫爪草、白花蛇舌草、土茯苓、生地榆、白蔹、蒲公英清热解毒，生白术助黄芪益气。[孙映可.林吉品主任医师治疗胃黏膜肠化生经验探析.浙江中医学院学报，2005，29（2）：52]

（三）痤疮

某某，女，19岁，学生，2008年7月3日初诊。自诉患痤疮1年，久治无效，常因过食辛辣肥甘之品后皮疹红肿疼痛，并有瘙痒不适。病人面部可见针头大小的红色丘疹，间有脓疱，口臭，舌质红，苔黄腻，脉滑数。此属肠胃湿热，治宜清热化湿，方用楂曲平胃散加味。处方：山楂15g，神曲10g，苍术10g，厚朴15g，陈皮10g，牡丹皮15g，僵蚕15g，白花蛇舌草30g，桑白皮15g，丹参20g，白鲜皮30g，薏苡仁30g，枇杷叶15g。每天1剂，水煎，分3次口服，同时外搽颠倒散洗剂。连续内服外搽药物7天，药后复诊，红肿疼痛症状及脓疱消失，皮疹大部分消退。原内服及外用药续用7天，诸症尽消，随访半年无复发。

按 痤疮是由于病人阳热偏盛，加上青春期生机旺盛，营血日渐偏热，血热外壅，气血郁滞，蕴阻肌肤，而成此病；或因过食辛辣肥甘之品，肺胃积热，循经上熏，血随热行，上壅于胸面所致。以楂曲平胃散加味治疗痤疮，治以消食化积、清热化湿，活血化瘀为法。方中山楂、神曲、牡丹皮、丹参活血化瘀，消食化积；白花蛇舌草、白鲜皮清热解毒；苍术、厚朴、陈皮燥湿化积；僵蚕、桑白皮清泻肺热。颠倒散中硫黄杀虫止痒，可治疗皮肤瘙痒症；大黄清热解毒，可治疗热毒疮疡。内服外用结合，尤能增强清热解毒、护肤止痒的目的。[颜宗繁，张宏华. 楂曲平胃散合颠倒散治疗痤疮72例. 广西中医药，2009，32（2）：49]

（四）脂溢性皮炎

王某，女，23岁，2011年6月8日初诊。病人于1个月前面部鼻唇沟、口周、发际、耳后出现红斑，色偏红，有油腻性痂壳，大小不一，伴见粉刺及脱发，平均80根/天，油腻明显，瘙痒，大便干，小便黄赤，舌红苔黄腻，脉弦。病人平日喜食油炸类快餐食品，且因工作关系睡眠时间少。辨证为脾失健运，湿热内蕴，上泛面部。以楂曲平胃散化裁。药用：生山楂20g，槐米30g，建曲20g，苍术10g，厚朴15g，陈皮10g，侧柏叶20g，杏仁10g，石菖蒲5g，地肤子30g，路路通15g，甘草6g，每日1剂，水煎服，1日3次。饮食上忌肥甘厚腻和蜂产品。忌化妆品，洗漱水温保持在37℃左右。

2011年6月15日二诊。鼻唇沟、口周、发际、耳后红斑范围减小，颜色稍淡。瘙痒症状减轻。粉刺明显减少。掉发减少，大约50根/天。但病人自述胃口不佳，口干。且背部新发数个痤疮。色红。苔薄黄质常，脉弦。继续以楂曲平胃散加减化裁。生山楂20g，建曲20g，苍术15g，厚朴15g，陈皮10g，槐米30g，石菖蒲5g，侧柏叶20g，枇杷叶15g，黄芩15g，炒栀子15g，玄参15g，桑白皮15g，薏苡仁30g，杏仁10g，茯苓10g，南沙参30g，地骨皮 20g，甘草 6g。

2011 年 6 月 29 日三诊。经过 3 个疗程的治疗，病人面部皮损基本消退。口干口苦好转，背部痤疮消退，食欲增加，少量脱发。梦多。舌苔薄质常，脉弦。药用：生山楂 20g，建曲 20g，苍术 15g，厚朴 15g，陈皮 10g，槐米 30g，石菖蒲 5g，侧柏叶 20g，黄芩 15g，炒栀子 15g，玄参 15g，桑白皮 15g，薏苡仁 30g，杏仁 10g，夜交藤 30g，龙齿 30g，地骨皮 20g，甘草 6g。

2011 年 7 月 6 日四诊。病人头面皮损消退。脱发停止。无口干口苦，食欲正常。继续以楂曲平胃散加减化裁以调理脾胃，巩固前效。今后饮食宜清淡，少食肥甘厚腻之物。保证睡眠时间和质量。［郭静，王娟，向国栓，等. 浅谈楂曲平胃散治疗脂溢性皮炎的临证经验. 辽宁中医杂志，2012，39（9）：1714，1716］

【临床应用】

（一）慢性假性肠梗阻

药用：苍术 12g，厚朴 15g，陈皮 12g，生姜 3 片，大枣 5 枚，楂肉、神曲各 15g，巨结肠症加郁李仁、火麻仁、莱菔子各 15g。同时服红霉素片 250mg，每日 4 次，儿童减半。胃轻瘫病人服药 24～48 小时后，上腹疼痛、嗳气、返酸，恶心、呕吐停止，食后胀满、早饱明显改善。5 例巨大结肠儿童，服药后 2 例在 48 小时、3 例在 72 小时排出大量粪便，临床症状及体征全部消失。［黎家健. 楂曲平胃散合红霉素治疗慢性假性肠梗阻 13 例. 中国中西医结合脾胃杂志，1998，6（2）：72］

（二）脂溢性皮炎

湿热蕴结皮肤型，药用：生山楂 30g，槐米 30g，神曲 30g，厚朴 15g，陈皮 15g，苍术 6g，甘草 6g。各随证加减。阴虚火旺者加女贞、墨旱莲，气虚者加南沙参、生白术、茯苓，湿盛者加侧柏叶、地肤子。每日 1 剂，水煎 3 次，取汁约 500ml，分 3 次服，1 周为 1 个疗程。治疗期间禁肥甘食物及烟酒和蜂产品，嘱多食水果蔬菜。5～7 天洗浴 1 次，沐浴用品宜温和无刺激，水温宜 37℃ 以下。经过 4 周的治疗，总有效率为 95.56%。［郭静，王娟，向国

栓，等.浅谈楂曲平胃散治疗脂溢性皮炎的临证经验.辽宁中医杂志，2012，39（9）：1714，1716］

（三）痤疮

配合颠倒散治疗，7 天为 1 个疗程，一般治疗 3 个疗程。总有效率为97.2%。药用：山楂 15g，神曲 10g，苍术 10g，厚朴 15g，陈皮 10g，牡丹皮15g，僵蚕 15g，白花蛇舌草 30g，桑白皮 15g，丹参 20g，白鲜皮 30g。加减：肺经风热加枇杷叶 15g，银花 15g；湿热蕴结加薏苡仁 30g，枇杷叶 15g；痰湿凝结加浙贝母 20g。局部外搽颠倒散洗剂（《医宗金鉴》）：硫黄、生大黄各7.5g，石灰水 100ml，将硫黄、大黄研极细末后，加入石灰水（将石灰与水搅浑，待澄清后，取中间清水）100ml 混合即成。用洗剂擦患处，适用于各型痤疮。[颜宗繁，张宏华.楂曲平胃散合颠倒散治疗痤疮 72 例.广西中医药，2009，32（2）：49]

【临证提要】

本方行气消食燥湿，用于脾胃气滞、湿困食积型消化系统诸病。现代研究表明本方对痤疮、脂溢性皮炎、脱发等均有较好疗效。

雷丰加减法如下：食疟加藿香、草果。脉迟滞，兼寒，可加干姜、白蔻。脉缓钝，兼湿，可加半夏、茯苓。

此外，消化系统疾病，若气滞胀痛者，可加佛手、苏梗、延胡索、川楝子等；胃热嘈杂、反酸者，加黄连、淡吴萸、象贝母、乌贼骨、栀子等；胃气上逆嗳气、恶心者，加姜半夏、刀豆子、姜竹茹、旋覆花等；瘀血阻滞疼痛者，加用蒲黄、五灵脂、丹参等。气虚者加党参、黄芪；阴虚者加沙参、麦冬。

脂溢性皮炎，若阴虚者，加二至丸、玄参；湿盛者，加地肤子、侧柏叶；热重者，加黄芩、炒栀子；失眠梦多，加用龙齿、夜交藤等。随证加减，疗效卓著。

温化湿邪法

【来源】《时病论》卷之三。

【组成】藿香一钱五分　蔻壳一钱二分　神曲三钱，炒　厚朴一钱，姜制　陈皮一钱五分　苍术八分，土炒

【用法】加生姜三片为引。

【功效】芳香化湿，行气和中。

【主治】寒湿痢，腹绵痛而后坠，胸痞闷而不渴，不思谷食，小便清白，或微黄，痢下色白，或如豆汁，脉缓近迟。

【方解与方论】

本证因寒湿内蕴，气滞不通所致，故用藿香、白蔻、苍术芳香化湿，厚朴、陈皮理气燥湿，神曲、生姜消食和胃。

雷丰云："藿香、蔻壳，宣上下之邪滞；神曲、厚朴，化脾胃之积湿；陈皮理其气分，苍术化其湿邪，更佐生姜温暖其中，中焦通畅无滞，滞下愈矣。"

【验案精选】

（一）便泻刚逢经转

云岫叶某之女，于长夏之令，忽发热便泻。前医用五苓散，略见中机，月事行来，加之归、芍，讵知其泻复甚，益加腹痛难禁，脉象右胜于左。此暑湿之邪，在乎气分，气机闭塞，不但邪不透化，抑且经被其阻。即以温化湿邪法加木香、香附、苏梗、延胡，连进三煎，经行泻止，身热亦退矣。（《时病论》）

（二）伤寒

任某某，男，48岁，1990年9月4日初诊。发热20天。20天前病人无诱因出现发热，午后明显，最高体温38.3℃，在某医院诊断为伤寒，静脉点

滴氯霉素，口服抗菌优等，疗效欠佳，故前来就诊。刻诊：体温 37.9℃，自觉发热头痛，头重如裹，周身困重，身热呕恶，胸脘痞闷，纳呆不饥，大便溏薄，小便短赤，舌红、苔腻微黄，脉弦濡（66 次/分）。中医诊断为湿温。证属湿热弥漫三焦，食湿阻滞中焦，气机升降失司。治宜辛开苦降，芳香化湿，和胃导滞。方用藿蔻平胃散合杏仁滑石汤、小柴胡汤加减。药用：炒薏苡仁 18g，茯苓皮 15g，柴胡、清半夏、马尾连、滑石（包）、炒杏仁（捣）、佩兰叶（后入）各 12g，藿梗、苍术、川厚朴、陈皮、黄芩各 10g，通草 6g，白蔻仁（后入）5g。3 剂，每日 1 剂，水煎服。

9 月 7 日二诊：药后大便成形，余症均减，继以上方加减，药用：茯苓皮、生薏苡仁各 18g，滑石（包）、佩兰叶（后入）各 15g，柴胡、马尾连、炒杏仁（捣）各 12g，藿梗、苍术、川厚朴、陈皮、清半夏、黄芩各 10g，白蔻仁（后入）、通草各 6g。4 剂，每日 1 剂，水煎服。病人 1 周后复诊病已痊愈。

按 本例西医诊断为伤寒，中医诊断为湿温。病人持续发热不退 20 天，但体温不甚高，自觉发热头痛，头重如裹，周身困重，身热呕恶，胸脘痞闷，纳呆不饥，大便溏薄，小便短赤。舌红、苔腻微黄，脉弦濡。柴师在分析此案时指出：从临床表现看，既有发热不退的上焦证，又有胸脘满闷等中焦证，还有大便溏薄，小便短赤的下焦证；既有周身困重的表湿证，又有身热烦渴，汗出溲黄的里热证。综合分析应属湿热弥漫三焦，但病变的中心在中焦，以致气机升降，枢机疏泄失司，故柴老师以藿蔻平胃散去甘草，合《伤寒论》小柴胡汤去人参、甘草、生姜、大枣等呆补甘壅之品，苦温燥湿，疏化中焦，畅利枢机，升降气机，辛开苦泄，并以《温病条辨》杏仁滑石汤去橘红、郁金，并将黄连易为性似黄连、质地较轻的马尾连，辛开苦泄，清利三焦湿热。[范星霞，柴崑，柴岩．柴瑞霭治疗伤寒经验举隅．山西中医，2009，25（8）：4-6]

【临证提要】

本方即平胃散去茯苓加藿、蔻、神曲组成，用于寒湿内阻脾胃诸病有效。

雷丰用本方治痢疾常加木香。

～❦ 调中开噤法 ❦～

【来源】《时病论》卷之三。

【组成】西潞党三钱，米炒　黄连五分，姜汁炒　制半夏一钱五分　广藿香一钱
石莲肉三钱

【用法】加陈廪米一撮，煎服。

【功效】辛开苦降，益气和中。

【主治】噤口痢，下痢不食，或呕不能食。

【方解与方论】

本证因脾胃虚寒，湿热留滞胃口所致，故用党参、陈仓米健脾益气，黄
连清热燥湿，半夏、藿香降逆化湿，石莲肉开噤止痢。

雷丰云："痢成噤口，脾胃俱惫矣。故用潞党补其中州，黄连清其余痢，
半夏和中止呕，藿香醒胃苏脾，石莲肉开其噤，陈廪米养其胃。"

【验案精选】

噤口痢

（1）龙某某之母，南京人，82 岁。1944 年秋，龙君以其母病危邀余往
静，既至，见其母面色萎黄，憔悴不堪，神疲力乏，倦倚床沿，坐便桶上不
起。据述下痢赤白，腹痛坠胀，里急后重，日数十行，呕逆不能食，略饮茶
水，亦即吐出（无发热等症）。得病即如此，已历三天。诊其脉，缓怠无力。
夫痢而能食，知胃未病，今年逾古稀，素体颇虚，下痢欲食不入者，此胃虚
之"噤口痢"重症也。因思《内经》曰："浆粥入胃，泄注止，则虚者活。"
急仿雷丰调中开噤法，处方：潞党参（米炒）四钱、黄连（姜汁炒）八分、
姜制半夏二钱、广藿香二钱、石莲肉（打碎）四钱、陈仓米二匙，水煎服，

缓缓饮之。服药后，另以藕粉用滚水冲熟，稍加沙糖，每次少许，频频服之，继进陈仓米稀粥。翌日二诊：服药不吐，下痢减半，呕逆大瘥，且能食藕粉、饮稀粥，此佳象也。效不更方，再进二剂。三诊，下痢大瘥，日仅数行。乃照原方加减缓缓调补，兼行气滞，数日而愈。

按 痢至噤口，有因脾胃虚者，有因湿热盛者，本案偏于脾胃虚而非湿热盛之证。近贤朱南山先生对噤口疫痢，认为是湿热毒邪蕴滞肠中所致，毒肆于下，则腹痛下痢脓血；热蒸于上，则口渴烦躁，呕吐。治疗以清热解毒为主，辅以化湿消滞之品，曾订"双炭散"，处方以金银花炭、熟大黄炭二味为主药，清热解毒，辟浊止血；复加板蓝根、黄芩、连翘解热毒，鸡内金消停食、导积滞，赤芍镇痛并缓和里急后重，白术、陈皮健脾化湿。雷少逸氏制调中开噤方着重于脾胃虚，而朱南山氏制双炭散则着重于湿热盛，两者对"噤口痢"一虚一实之辨证治疗，在临床上，应予注意。［卢世浩．沈炎南医案．广东医学，1963，（3）：32-33］

（2）桑某，男性，50岁。住春海人民公社，职业从农。初诊日期：1962年7月28日。病人于三日前发病，起初下痢红白，经西医输液，口服合霉素治疗，未有好转。转延余诊治，当时病人症状，下痢不禁，便色暗赤，日行八十余次。腹痛喜按，不欲饮食，时而欲呕，虚烦，口渴喜热饮。脉象弦细且迟，苔白腻，体温36.8℃，当即断为噤口痢疾。亟与调中开噤固脱法治之。处方：太子参三钱、石莲子三钱、广藿香一钱五分、法半夏一钱五分、诃黎勒一钱、炙粟壳三钱、粉龙齿三钱、陈仓米一撮、荷蒂五枚。

二诊：7月29日。进以上剂后，饮食稍进，呕势稍轻，便色转黄，脉象弦而较前为大，苔腻转薄，余症未减，体温37℃。处方：太子参三钱、石莲子三钱、广藿香一钱、诃黎勒一钱、炙粟壳三钱、大乌梅一钱五分、粉龙齿三钱、赤石脂三钱、荷蒂五枚、石榴皮三钱。

三诊：7月31日。服上药两剂后，食欲大增，下痢减至日行三至五次，便色转黄，腹痛已减，神情较为安静。脉缓，苔薄白，体温37℃。处方：潞党参三钱、石莲子三钱、黄连八分、煨葛根一钱五分、广藿香一钱五分、粉甘草一钱、福泽泻一钱五分、广陈皮一钱五分、炒麦芽三钱。服上药后病即痊愈，未再治疗。一月后追询情况，未复发，体质亦较壮实。[俞淦琪．噤口痢治验．江苏中医，1964，(4)：31]

【临证提要】

本方辛以去浊，苦以降逆，甘以建中，于脾虚胃逆，湿热内阻之证颇为有效。雷丰加减法，脾虚较重，绝不欲食者，去黄连（其使用方法可参考验案精选2）。

∽ 调中畅气法 ∽

【来源】《时病论》卷之三。

【组成】 潞党参三钱，米炒 于术二钱，土炒 黄芪二钱，酒炒 炙甘草四分 陈广皮一钱 腹皮一钱五分，酒洗 广木香三分，煨

【用法】 加鲜荷叶三钱为引。

【功效】 益气健脾，行气和中。

【主治】 脾亏泄泻。

休息痢疾，下痢屡发屡止，久而不愈，面色萎黄，脉形濡滑。

【方解与方论】

本证因中气不足，气机郁滞所致，故用参、芪、术、草益气健脾，陈皮、大腹皮、木香行气和中，荷叶升阳止泻。

雷丰云："参、芪、术、草，调补中州；陈、腹、木香，宣畅气分；加荷叶助脾胃而升阳也。"

【验案精选】

腹泻

刘某某，男，47岁，2003年2月17日就诊，反复便溏6月余，每日2～

3 次，时有黏液，无里急后重，伴腹胀痛，每次服黄连素、痢特灵可消失，停药即发，曾做结肠镜检未见异常，现精神尚可，舌淡红，苔白腻脉濡软。大便常规：黄黏液便，白细胞 1~2 个/HP，红细胞 0~1 个/HP，证属脾胃虚弱，积邪未尽，中焦气滞。宜调补中州，宣畅气机，方用调中畅气汤：党参15g，白术、黄芪、陈皮、大腹皮各 10g，木香 6g，荷叶 10g，炙甘草 6g，炮姜 3g，吴茱萸 3g，2 剂，每日 1 剂，水煎服，分 3 次服。2 月 19 日复诊，病人大便一日 2 次，未见黏液，腹胀痛消失，拟上方去炮姜、吴茱萸，再进 3剂，2 月 22 日复查大便正常，诸症消失。[曾海. 付灿鋆治疗慢性腹泻经验.中医药信息，2004，21 (6)：32-33]

【临证提要】

本方行气调中，用于泻痢脾虚气滞者。雷丰临证加减法：腹中隐痛，加吴萸、姜炭，以化中焦之寒；赤痢缠绵，加秦皮、白芍，以清肝脾之血；肛门重坠，加升麻、桔梗，以升下陷之元；虚滑不禁，加补骨脂、龙骨，以固下焦之脱。此外，老疟，痞块藏于腹胁，作胀而痛，多汗，调中畅气法去芪、术、甘、荷，加青皮、鳖甲、牡蛎、半夏治之。如形气未衰，块痛甚者，加蓬、棱、肉桂。

❧ 增损胃苓法 ❧

【来源】《时病论》卷之四。

【组成】 苍术一钱，米泔炒　厚朴一钱，姜汁炒　广陈皮一钱五分　猪苓一钱五分白茯苓三钱　泽泻一钱五分　滑石三钱，水飞　藿香一钱五分

【用法】 水煎，温服。

【功效】 芳香化湿，清利湿热。

【主治】 中湿，涎潮壅塞，忽然昏倒，神识昏迷，脉沉缓、沉细、沉涩。

溢饮滑泻，渴能饮水，水下复泻，泻而大渴。

冒暑，暑湿内袭，腹痛水泻，小便短赤，口渴欲饮，呕逆。

【方解与方论】

本证因脾胃不足，痰湿水饮内停所致，故用胃苓汤燥湿利水，去桂枝之辛温以免助暑热，加滑石清利湿热，藿香芳香化湿。

雷丰云："苍朴、陈皮以化湿，即平胃散损甘草也。二苓、泽泻以利湿，即五苓散损桂、术也。增滑石清暑渗湿，增藿香止泻和中。凡因暑湿而致泻者，是法最为合拍耳。"

【验案精选】

里湿酿热将成疸证

徽商张某，神气疲倦，胸次不舒，饮食减少，作事不耐烦劳。前医谓脾亏，用六君子汤为主，未效。又疑阴虚，改用六味汤为主，服下更不相宜。来舍就诊，脉息沉小缓涩，舌苔微白，面目隐黄。丰曰：此属里湿之证，误用滋补，使气机闭塞，则湿酿热，热蒸为黄，黄疸将成之候。倘不敢用标药，蔓延日久，必难图也。即用增损胃苓法去猪苓，加秦艽、茵陈、楂肉、鸡金治之。服五剂胸脘得畅，黄色更明，唯小便不得通利，仍照原方去秦艽，加木通、桔梗。又服五剂之后，黄色渐退，小水亦长，改用调中补土之方，乃得全愈。（《时病论》）

【临证提要】

本方祛湿清热，兼能行气燥湿健脾，用于暑病湿重于热者宜，也用于黄疸。雷丰临证加减法：暑热加黄连；中湿痰闭，去猪苓、泽泻、滑石，加苏子、制夏、远志、菖蒲；溢饮滑泻，去厚朴、苍术，加白术、甘草；黄疸加茵陈、秦艽、鸡内金等。

～ 却暑调元法 ～

【来源】《时病论》卷之四。

【组成】石膏四钱，煨　滑石三钱，飞　白茯苓三钱　制半夏一钱　东洋人参二钱，或用西洋人参　麦门冬二钱，去心　粉甘草六分

【用法】加粳米一撮为引。

【功效】清利暑湿，益气生津。

【主治】暑热盛极，元气受伤。

【方解与方论】

本证因暑热伤及气阴所致，方中石膏、滑石清利暑湿，茯苓、半夏和中化湿，西洋参、麦冬、甘草、粳米益气生津和中。

雷丰云："石膏、滑石，却暑泻火为君；茯苓、半夏，消暑调中为臣；暑热刑金，故以人参、麦冬保肺为佐，暑热伤气，故以甘草、粳米调元为使。"

【验案精选】

发热

男，60岁，2002年8月28日诊。因感冒发热已输液（葡萄糖、菌必治等）2天，症状不减。头痛，头晕，周身疼痛。咽稍充血，有不适感，无咳嗽，测体温38.1℃，血压13/10kPa（97/75mmHg），舌淡苔白厚而干，脉弦略数。处方：生石膏、板蓝根各30g，党参、麦冬、滑石（包）、菊花各10g，甘草6g，粳米少许。服药2剂，热退症减。

按　此法近于白虎加人参汤之意，治老年病人气阴两虚又见湿阻发热，以清热养阴、扶中益气、化湿通利而获效。[金淑琴.雷丰诸法（诸方）杂病治验.山东中医杂志，2003，22（4）：247-248]

【临证提要】

本方用于暑热较盛伤及气阴之证，临床也可治疗暑厥，先用苏合香丸、

来复丹等开窍醒神，再进本方祛暑益气养阴。雷丰也用本法治疗咳血，"去东参、半夏，加杏仁、花粉、旱莲、生地治之"，又如暑瘵体弱者，于本方"去石膏、半夏、粳米，加鲜地、鲜斛、鲜藕节治之。如未止，再加丹皮、旱莲草可也"。

清离定巽法

【来源】《时病论》卷之四。

【组成】连翘三钱，去心　竹叶一钱五分　细生地四钱　玄参三钱　甘菊花一钱　冬桑叶三钱　钩藤四钱　宣木瓜一钱

【用法】井华水煎服。

【功效】清热滋阴，息风和络。

【主治】热极生风，昏倒抽搐，手足瘛疭。

暑风，卒然昏倒，四肢搐搦，内扰神舍，志识不清，脉多弦劲或洪大，或滑数。

【方解与方论】

本证因热极伤阴生风所致，故用生地、玄参滋阴，连翘、竹叶清热，菊花、桑叶、钩藤清热息风，木瓜和络缓急。

雷丰云："连翘、竹叶，以清其热；热甚必伤阴，故用细地、玄参，以保其阴；菊花、桑叶，平其木而定肝风；钩藤、木瓜，舒其筋而宁抽搐。大易以离为火，以巽为风，今曰清离定巽，即清火定风之谓也。"

【验案精选】

（一）暑风急证

城西陈某，年近五旬，倏然昏倒，人事无知，手足抽掣。一医作中暑论治，虽不中亦不远矣。一医辄称中风，反驳前医有误，敢以小续命汤试之，

更加搐搦，身热大汗，迓丰商治。诊其脉，洪大而数，牙关紧闭，舌不能出，但见唇焦齿燥。丰曰：此暑风证也。称中风之医，亦在座中，遂曰：子不观《指南医案》，常有暑风，何得有搐搦之证？曰：香岩之案，谓暑风系暑月所感之风，非热极生风之内风也。丰今所谓乃暑热内燃，金被火烁，木无所制，致发内风之证也。理当清其暑热，兼平风木。遂用清离定巽法加石膏、甘草、橘络、扁豆花治之。彼医似为不然，病家咸信于丰，即使人拣来煎服，幸喜法中病机，抽搐稍定，神识亦省，继服二帖，得全愈矣。（《时病论》）

（二）小儿多发性抽动症

陈某，男，9岁，2006年3月8日初诊。主诉：无明显诱因挤眉眨眼、努嘴、吸鼻2年。患儿父母起初认为是孩子养成的坏习惯，经常训斥批评，症状逐渐加重。至某医院诊断为多发性抽动症，脑电图、CT检查未见异常。服用氟哌啶醇、安定等，收效不显。现脾气急躁，挤眉弄眼，皱鼻努嘴，不时发出吭吭声，无秽语，小便正常，大便稍干，舌质淡红、苔白，脉弦细数。证属肝郁化火，肝血不足，肝风内动。治宜疏肝泻火，养血柔肝，息风止痉。处方：冬桑叶10g，白菊花10g，柴胡15g，黄芩10g，赤芍10g，白芍10g，当归10g，生地黄15g，玄参15g，生龙骨30g（先煎），生牡蛎30g（先煎），钩藤6g（后下），石菖蒲10g，郁金10g，桔梗10g，牛蒡子10g，蝉蜕6g，山豆根6g，甘草6g，1日1剂，水煎2次，药汁混匀，分3次服。并嘱家长少批评多鼓励，做好心理疏导。服药12剂后，患儿吭吭声消失，脾气好转，余症也有好转。予前方减山豆根、黄芩、柴胡，加枸杞子10g，炙鳖甲10g。继服6剂后，症状均明显减轻。效不更方，前后加减治疗3月余，诸症消失。为巩固疗效，继服中成药六味地黄丸和逍遥丸2月。随访至今，未见复发。
[万亚雄．张士卿教授治疗小儿多发性抽动症的经验．中医儿科杂志，2007，3（6）：3-4]

（三）中风偏瘫

梁某，男，65岁，1995年10月12日来诊。一日晨起觉左手指不能屈伸，握物失灵，行动迟缓，头晕，逐渐发展为左半身瘫痪，舌向左斜，流涎，语言不利，烦躁，口渴。曾经中西医治疗 1 月效果不显。现症象如上述，血压 24/10.7kPa（180/80mmHg），舌质红，苔黄腻，神志清楚。西医诊断为：脑血栓形成。证属肝热风动，痰热上阻络道。治宜清热平肝，息风通络。药用清离定巽法汤加味：连翘 10g，竹叶 10g，生地 15g，玄参 15g，菊花 10g，桑叶 10g，钩藤 10g，木瓜 10g，石决明 30g，珍珠母 30g，海蛤壳 30g，半夏 10g，陈皮 6g。日服 1 剂。上方连服 6 剂，即大见好转，药已中病，守方再服。连续服用两月而收功，并恢复正常工作。

按 此例中风偏瘫起病缓慢，逐渐加重，以致左半身瘫痪，系脑血栓形成。针对肝胆热盛，风动痰阻，方中用连翘、竹叶、生地、玄参清热养阴；菊花、桑叶平肝息风；钩藤、木瓜舒筋止搐；加入石决明、珍珠母平肝潜阳；海蛤壳、半夏、陈皮清热化痰。药吻病机，故收效快捷。[李亿忠，钟小军.清离定巽汤临床新用举隅. 中国中医急症，1999，8（6）：286]

（四）眩晕

1. 梅尼埃病 陈某，女，46 岁，1997 年 5 月 9 日初诊。患梅尼埃病多年，最近复发。现见头昏脑胀，动即眩晕，天旋地转，目闭不敢开，畏光羞明，恶闻人声，常咳吐痰涎，有时在床上翻身，亦感如在舟车之中，疲乏不堪，精神恍惚。舌质微红，苔少、根部黄腻，脉弦滑无力。证属肝肾阴虚，肝阳上亢，痰热上扰清空。治宜养阴清热，平肝潜阳，化痰降逆。药用清离定巽汤加减：何首乌 20g，生地 15g，玄参 10g，连翘 20g，竹叶 10g，桑叶 10g，菊花 10g，生牡蛎 30g，海蛤壳 15g，瓜蒌仁 10g。上方日服 1 剂。连服 7 剂后，诸症大减，再服 7 剂眩晕痊愈。嘱继服 5 剂巩固之，随访 1 年未见复发。

按 中医学认为"诸风掉眩，皆属于肝"，"无痰不作眩"，"无虚不作眩"，以及风火为患等，在临床上往往几方面情况兼有，宜综合治疗方能收到良好疗效。故方中加入何首乌，配生地、玄参以滋肾益精，清热降火；连翘、竹叶清热泻火；桑叶、菊花疏散上部风热，且平肝息风；牡蛎、蛤壳、瓜蒌仁滋阴潜阳，化痰降逆。诸药合用作用全面，用于多种原因所致的眩晕症，

均有良效。[李亿忠，钟小军. 清离定巽汤临床新用举隅. 中国中医急症，1999，8（6）：286]

2. 高血压 戴某，女，56岁。1984年3月18日初诊。体丰内歉，高血压已十数载，常服罗布麻、复方降压片等药维持。近年头痛加剧，眩晕欲仆，视物模糊，步履蹒跚，烦躁心悸，面赤口干，便秘溲黄，舌暗边紫，脉弦细。血压200/116mmHg，此因肝肾阴虚，风阳蠢动，挟痰瘀上犯清窍而发为眩晕也。若不急予滋阴平肝，通络化痰，将有中风之虞。方用：磁石、丹参各30g，生地、玄参、菊花、桑叶、钩藤、天麻、川牛膝各15g，连翘、木瓜、地龙、炮山甲各6g，2剂。复诊：眩晕头痛随血压下降（186/110mmHg）而大缓，原方继服5剂。三诊：诸恙悉减，血压154/100mmHg。去山甲，他药酌减其量，继服10剂。病势渐趋稳定，血压维持在150/100mmHg之间，追访至今，未见大发。

按 考前贤对眩晕病机之论述，多责之风、火、痰、虚。然戴女因年近花甲，且脉弦细，故阴血难免有亏，另舌暗边紫，系挟瘀作祟，故承老以本法去竹叶，合丹参、川牛膝、炮山甲、地龙以养血清热，化瘀通络，引血下行；复佐入天麻、磁石，既协助钩、菊、桑叶增加平肝定眩之功，又助生地、二参补益阴血之力，方药切证，宜乎有效。[马继松，田爱华，承选生，等.承忠委老师运用清离定巽法的经验. 吉林中医药，1989，（4）：8-10]

（五）头痛

黄某，男，37岁，1997年5月9日初诊。偏左头痛以左额角为甚，已经数年，发作无时，于1周前复感风热，经治疗感冒好转，但头痛加剧，痛如针刺，有热辣难名之感，甚则牵引头部左半侧及左上肢前后疼痛，惟夜眠则安，醒后张目则痛，舌红少苔，脉弦数。证属肝肾阴虚，虚火上炎，风热侵袭，气血逆乱。治宜滋阴养血，平肝潜阳，疏散风热。拟清离定巽汤加减：生地20g，玄参10g，当归10g，阿胶10g，连翘10g，竹叶10g，桑叶10g，菊花10g，磁石30g，珍珠母30g。上方连服6剂，诸症均减，再服6剂，完全治愈。嘱服4剂巩固之，至今1年未见复发。

按 前人云："头痛偏左者，属血虚火盛也"。此例头痛，正是素体阴虚，肝火过亢，复感风热之邪，火热上扰清窍而致头痛。故治以生地、玄参、当归、阿胶滋阴养血，使虚火得以清降；连翘、竹叶、桑叶、菊花清热泻火，疏散上部风热；磁石、珍珠母平肝潜阳。用药标本兼顾，切中病机，使火降阴复，阴阳调和，从而达到治愈的目的。[李亿忠，钟小军.清离定巽汤临床新用举隅.中国中医急症，1999，8（6）：286]

（六）舌麻颤动

杨某，男，53岁。1979年4月12日初诊。舌麻近百日，时感灼痛，经服维生素B及降压药鲜效。诊见舌体麻木，伸时颤动，尖红，苔薄黄，脉弦。伴口渴乏味，心烦鼻燥，眩晕寐难，腰膝酸软，便干溲黄等，血压160/90mmHg，证属肝肾阴虚，心火上炎，将有内风欲动之证。治宜滋阴养血，清火定风。方药：生地20g，钩藤、白芍、麦冬各15g，玄参、竹叶、连翘、桑叶、菊花、枸杞、天麻各10g，莲子心3g，3剂，水煎服。服药后舌麻减半，他恙亦缓，原方继服5剂，诸症遂复如初，血压亦降至正常。

按 舌麻若兼有舌强症状者，又名舌痹，亦名舌麻痹。其因不外血虚、肝风、痰阻。舌颤又称舌战或战舌，其因系肝风、血虚、酒毒。杨某之舌麻颤动，显系阴虚风动所致，故承老以清离定巽法去木瓜（恐辛酸温更耗阴敛涩，合入麦冬与生地、玄参组成增液汤，正可滋阴救焚），方中白芍、枸杞养血柔肝，酸甘化阴，佐以天麻息风平颤，尤妙者，宗"舌为心之苗"，独取一味莲子青芯，清泄心火，引药归经，诸药合用，使肾阴充足，肝风戢敛，心火潜降，因而或效。[马继松，田爱华，承选生，等.承忠委老师运用清离定巽法的经验.吉林中医药，1989，（4）：8-10]

（七）双手颤动

李某，男，38岁，1983年4月8日初诊。双手震颤已三载，伸直或拿较轻物体时抖动尤甚，经某医院诊为"功能性震颤"，服安坦、安定而未效。刻诊见双手颤抖，平举时加剧，眩晕耳鸣，咽干鼻燥，腰酸，溺赤便结，舌红苔薄少津，脉弦数。此系肝肾阴虚，风阳妄动。治应滋肾柔肝，清热息风。

方用磁石 30g，生熟地各 20g，玄参、菊花、钩藤、桑叶各 15g，竹叶、木瓜各 6g，3 剂。复诊：手抖渐轻，但平臂时仍颤动，原方继服 5 剂。三诊：伸手仅微抖，再服 7 剂，震颤遂除，至今未见复发。

按 《准绳》曰："颤，摇也；振，动也。筋脉约束不任，而莫能任持，风之象也。……此木气太过而克脾土，脾主四肢，……经谓风淫末疾者，此也。"然李某因未见明显脾虚之症，仅现一派阴血大馁之象，故承老用清离定巽汤合杞芍二至丸，功专滋阴益肾，养血柔肝，宗陈自明"治风先治血，血行风自灭"之旨用药，仅重用一味磁石，一取其平息亢逆之虚风，二乃合吴瑭"治下焦如权，非重不沉"之要义。本案若过用健脾之品，反有蛇足之嫌，而守方不正，更符"慢性病需有方有守"之理，足见承老用药之精切老到。[马继松，田爱华，承选生，等.承忠委老师运用清离定巽法的经验.吉林中医药，1989，（4）：8-10]

（八）癫痫

陶某，男，26 岁，1984 年 8 月 16 日初诊。自述经常突然尖叫扑倒，不省人事，全身抽动，口吐白沫，面唇青紫，已 3 年余。曾服苯妥英钠和苯巴比妥，使发作减少，但过劳或精神紧张仍有发作，一月数次数月一次。西医诊断为癫痫。诊见面色少华彩，头痛昏重，烦躁心悸，神乏多梦，恶心纳少，二便如常，但病发时小溲失禁，舌红苔黄腻，脉细数。此系阴虚火旺，风痰上扰清空所致。予滋阴降火，涤痰息风：生地、玄参、菊花、钩藤各 15g，桑叶、连翘、竹叶、胆星、姜半夏、僵蚕各 10g，木瓜、皂荚各 5g。3 剂。药后诸症减，惟心悸多梦如故。加朱茯神 20g，继服 17 剂。研末蜜丸常服。追访至今，未见反复。

按 对癫痫之治，景岳强调："治此者，当察痰察气，因其甚者而先之"，故本例病人在用清离定巽法滋阴清热息风的同时，更参以夏、星、皂荚、茯神涤痰，蚕、蝎平伏肝气，故收效较速。[马继松，田爱华，承选生，等.承忠委老师运用清离定巽法的经验.吉林中医药，1989，（4）：8-10]

（九）荨麻疹

胡某，女，38 岁。1985 年 3 月 7 日初诊。近年来常遍身发疹，奇痒难耐，风吹或暖睡时尤甚。搔破则渗血，并感染化脓，以致入寐困难，苦恼不已，西医诊为荨麻疹，叠治罔效，诊见疹色鲜红，初散发，搔抓则融合成片，按之略有热感，伴眩晕神疲，气短自汗，面黄口干，溲赤便结，舌红少苔，脉浮数。此乃气虚卫外失固，所触之风邪与血热相合而为患。予益卫祛风，凉血消疹：生地、土白茯苓各 20g，生黄芪、防风、当归、玄参、蝉蜕、桑叶、连翘、钩藤、甘草、竹叶、野菊花各 10g。服药 3 剂，则疹减痒轻，原方继服 5 剂，旋即疹消痒止，至今未发。

按 本证中医称风瘾疹，《三因方》曰："世医论瘾疹，无不谓是皮肤间风。……内则察其脏腑虚实，外则分其寒暑风湿，随证调之，无不愈。"胡女之疹，其本因血热气虚，又为风邪所触发，故以雷丰法去木瓜之辛温酸敛，合芪、草、防、蝉，益气固卫，疏风祛邪，配当归、土白苓养血凉血，清热解毒，因做到"必伏其所主，而先其所因"，故半载顽疾，两诊即愈。[马继松，田爱华，承选生，等. 承忠委老师运用清离定巽法的经验. 吉林中医药，1989，（4）：8-10]

【临证提要】

本方用于热极生风诸证，如暑风、类中风、头痛、眩晕、颤证、癫痫、多发性抽动，以及荨麻疹等。雷丰指出：暑风，加郁金、川贝；角弓反张，牙关紧闭，加犀角、羚羊；痰塞喉间有声，加胆星、天竺；服药之后，依然昏愦者，加远志、菖蒲。

张士卿以本方配合导痰汤、逍遥散加减化裁，治疗小儿多发性抽动症，药用：生地黄、玄参、连翘、竹叶、冬桑叶、钩藤、白芍、当归、柴胡、菊花、石菖蒲、郁金、胆南星。其加减方法包括：抽搐明显者加僵蚕、地龙、全蝎以祛风止痉；挤眉眨眼者加枸杞子、密蒙花、蝉蜕清肝明目；喉发怪声者加山豆根、桔梗、牛蒡子清热利咽；鼻塞不通者加苍耳子、辛夷宣通鼻窍；扭颈、耸肩明显者加葛根、川芎、羌活祛风胜湿；夜寐不安或夜惊者加生龙骨、生牡蛎、炒酸枣仁安神定惊。

清宣金脏法

【来源】《时病论》卷之四。

【组成】牛蒡子一钱五分　川贝母二钱，去心　马兜铃一钱　杏仁二钱，去皮尖，研　陈瓜蒌壳三钱　桔梗一钱五分　冬桑叶三钱

【用法】加枇杷叶三钱去毛蜜炙为引。

【功效】清肺化痰止咳。

【主治】暑咳，咳逆乏痰，即有亦少，或身热口渴，或胸闷胁痛，脉濡滑而数，两寸有力而强。

暑瘵，初起体实。

热烁肺金，咳逆胸闷，身体发热。

【方解与方论】

本证因暑热伤肺，痰热阻肺所致，故用牛蒡子、马兜铃清肺热，瓜蒌壳、川贝化痰热，杏仁、桔梗、枇杷叶宣降肺气，桑叶润肺平肝。

雷丰云："蒡、贝、兜铃，清其肺热；杏、蒌、桔梗，宣升，肺从右降，今肺被暑热所烁，而无降气之能，反上逆而为咳矣。故佐桑叶以平其肝，弗令左升太过；杷叶以降其肺，俾其右降自然。升降如常，则咳逆自安谧矣。"

【验案精选】

（一）燥气伏邪作咳

括苍冯某，阴虚弱质，向吃洋烟，约干咳者，约半月矣。曾经服药未验，十月既望，来舍就医。两寸之脉极数，余部皆平。丰曰：据此脉形，当有咳嗽。冯曰：然。曾服散药未效何？丰曰：散药宜乎无效，是证乃燥气伏邪之

咳，非新感风寒之咳，理当清润肺金，庶望入毂。遂用清宣金脏法去兜铃、杷叶，加甘菊、梨皮。服一剂，减一日，连服五剂，咳逆遂屏。后归桑梓，拟进长服补丸。(《时病论》)

（二）冬温肺胃合病

城北方某，木火体质，偶患冬温，约有半月矣，治疗乏效，转请丰医。按之脉形洪数，两寸极大，苔黄舌绛，口渴喜凉，喘咳频频，甚则欲呕，痰内时有鲜红。思《内经》有肺咳之状，咳甚唾血，胃咳之状，咳甚欲呕之文。此显系肺胃受邪，明若观火矣。见前方都是滋阴滋血之剂，宜乎冰炭耳。丰用清宣金脏法去桔梗，加花粉、鲜斛治之，迭进五剂，诸症渐平，调治旬余遂愈。(《时病论》)

（三）小儿咳嗽

刘某某，男 2 岁半。2001 年 7 月 5 日上午初诊。病人于 3 天前因发热（38.7℃）鼻塞，咳嗽，咽部充血，扁桃体肿大，就治我院门诊儿科。实验室检查：血常规白细胞计数 $10.3×10^9/L$，中性粒细胞 0.76，淋巴细胞 0.24，诊为：上呼吸道感染。经用童必灵、急支糖浆等药，体温恢复正常，但咳嗽加重，转治中医科，症见：咳嗽痰少，咳声剧烈，咽部充血，舌质红苔薄黄，指纹紫。中医诊断为：咳嗽。辨证为风热袭肺、肺失肃降。药用：桑叶 10g，杏仁 6g，牛蒡子 10g，瓜蒌 10g，浙贝 10g，马兜铃 10g，桔梗 10g，枇杷叶 10g，蝉蜕 10g，玄参 15g，麦冬 10g。2 剂而愈。[向宏. 清宣金脏法治疗小儿咳嗽 60 例. 实用中医内科杂志，2002，16（4）：208-209]

（四）咳嗽

叶某某，女，45 岁。1995 年 10 月 4 日初诊。病人咳嗽 2 周，干咳少痰，咯痰不爽，身热，咽干口燥，大便干燥，舌红少津，苔薄黄脉细数。时值秋令，证属燥热伤肺，治拟"清宣金脏法"，方药拟：桑叶 9g，蜜枇杷叶 9g，苦杏仁 5g，全瓜蒌 20g，川贝 9g，牛蒡子 9g，马兜铃 9g，桔梗 6g，北沙参 15g，麦冬 24g，肥知母 15g，日 1 剂，水煎服，4 剂后咳嗽明显减轻，痰少，仍有鼻咽作痒，大便干，继进上方加火麻仁 15g，再服 4 剂后诸恙悉除。[郑

峰.沈宗国运用"清宣金脏法"治疗外感咳嗽经验.福建中医药,1996,27(6):7]

(五)哮喘

女,45岁,农民,2002年7月2日诊。患哮喘半年,曾做过敏试验无果,用多种西药、吸氧等治疗无效。至今已停止工作,气短胸闷,喘则张口抬肩,尚能平卧睡眠,饮食欠佳,二便尚可,无浮肿,舌质黯滞,苔薄白,脉沉紧。仿清宣金脏法意,处以:杏仁、瓜蒌各12g,半夏、川贝母、炙枇杷叶、地龙、石菖蒲各10g,蝉蜕6g,白果8g,甘草6g。以此为基本方,加减服用18剂。哮喘减轻,能参加轻体力劳动。

按 用宣降肺气、化痰宽胸之法,加之收敛肺气、解痉通络之药,故收良效。[金淑琴.雷丰诸法(诸方)杂病治验.山东中医杂志,2003,22(4):247-248]

【临床应用】

(一)暑咳

治疗60例,疗程2周,总有效率为95%。药用:牛蒡子10g,川贝母10g,马兜铃15g,光杏仁10g,瓜蒌壳15g,桔梗10g,桑叶15g,枇杷叶15g。[刘素英.雷丰清宣金脏法治疗暑咳60例临床疗效观察.现代诊断与治疗,2013,24(12):2692]

(二)妊娠感冒

治疗60例,总有效率91.67%。方药组成:桑叶10g,杏仁10g,桔梗6g,牛蒡子10g,瓜蒌皮15g,藿香6g,紫苏梗6g,陈皮6g,芦根15g。咳嗽咯痰加炙枇杷叶15g,川贝母(研粉冲服)5g;发热加柴胡12g,青蒿10g;风热重加金银花10g,连翘10g;风寒重加防风6g;暑湿重加六一散(包)20g。[许金榜,林莺.清宣金脏法治疗妊娠感冒60例.福建中医药,2011,42(6):36]

【临证提要】

本方对暑热犯肺,咳喘少痰,舌苔薄黄,脉数,两寸有力者有良效。雷丰于暑咳，暑热重者加滑石、甘草；暑瘵，体实热重者加枯芩、黑栀。此外，体弱者加沙参、麦冬；咳嗽频繁，日轻夜重加前胡、百部；咳声剧烈加蝉蜕；久咳痰少者加乌梅。宋乃光认为夏季咳嗽，或起于感冒后，或至夏而发，发热恶寒的表证不明显，只是间断性咳嗽，严重的可影响睡眠，西药抗生素、止咳药无效，可选用本方，与薛生白《湿热病篇》暑邪入络方（荸荠子、枇杷叶、六一散）合用效果更好，痰多而不畅，加炙麻黄、苏子。

沈宗国认为清宣金脏法即"清肺"与"宣肺"并举，切中咳嗽的病机，且药性平和，不寒不热，不燥不腻，轻清灵动，开达上焦，是外感咳嗽的基本方。风寒袭肺，加荆芥、紫苏叶、柴胡、陈皮。风热犯肺，加银花、连翘、菊花、鱼腥草。燥热伤肺，加山栀、知母、麦冬、沙参。痰热壅肺，加黄芩、生栀、苇茎、桃红。[郑峰．沈宗国运用"清宣金脏法"治疗外感咳嗽经验．福建中医药，1996，27（6）：7]

此外，本方也可用于 ARDS 毒损肺络轻证治疗，症见灼热，烦渴，咳喘，鼻煽，咳吐粉红血水，头目不清，舌质红、苔黄，脉数。可加枯芩、黑栀、茅根、丹皮、侧柏叶等。[唐洪波，陈宝国，董俊玲．从肺之化源速竭探讨 ARDS 辨治．江西中医药杂志，2006，（11）：16]

∽ 治乱保安法 ∽

【来源】《时病论》卷之四。

【组成】广藿香一钱五分　台乌药一钱　广木香五分　制半夏一钱　白茯苓三钱　茅苍术八分，米泔浸炒　阳春砂仁八分，研冲

【用法】加伏龙肝三钱，水煎服。

【功效】芳香化湿，行气止痛。

【主治】霍乱，在夏秋为多，呕吐泻利，腹中大痛，脉多微涩，或沉而

伏，或大而虚。

【方解与方论】

本证因寒湿阻滞中焦，升降失常所致，故用藿香、苍术、砂仁芳香化湿，半夏、茯苓燥湿和胃，乌药、木香行气止痛，伏龙肝温中止泻。

雷丰云："藿香、乌、木，行气分以治其乱。夏、苓、苍术，祛暑湿以保其中。更佐砂仁和其脾，伏龙安其胃，此犹兵法剿抚兼施之意也。"

【验案精选】

急性胃肠炎

李某某，女，22岁，工人。1985年7月15日诊治。因恣食生梨致呕吐腹泻住入某院，诊为"急性胃肠炎"，经补液3天，呕泻如故，转请中医治疗。自诉："腹泻黄色稀粪日5～6次，无脓血便，腹胀痞闷，饮水呕水，进食吐食，三日水米不尝"。舌苔白腻，脉象濡弱，心下按之柔软，腹内鸣响不已。此乃饮食不洁，损伤脾胃，气机逆乱，清浊相干。治宜温运湿浊，和脾安胃。拟雷丰治乱保安法加味：藿香6g，乌药6g，木香3g，法夏10g，茯苓10g，苍术6g，砂仁3g，竹茹10g，黄连3g，葛根10g，山楂炭10g，鲜荷叶一角，灶心土鸡子大一块，服1剂呕止泻减，再剂病瘥。

按 夏秋之际，湿土司令，中阳素虚之体，不胜湿侵，而复食生冷，冷则湿从寒化而致此证。雷丰创此法以藿香、乌药、木香疏胸腹邪逆之气，以治吐泻，半夏、茯苓、苍术祛暑湿，以保其中，更佐砂仁和脾，伏龙肝安胃，匡正驱邪，剿抚兼施。余在原方基础上每加葛根、荷叶升清阳，竹茹、黄连降浊逆，务使清升浊降，则疗效更佳。[胡学刚.雷丰治乱保安法治疗急性胃肠炎.四川中医，1987，(1)：25-26]

【临证提要】

本方化湿行气，用于吐泻之疾颇宜。雷丰加减法：霍乱，风甚者，头痛寒热，加苏叶、橘红。寒甚者，转筋厥冷，加草蔻、木瓜。暑甚者，大渴引饮，加芦根、竹茹。邪在上焦，吐多加黄连、干姜，下焦则泻多，加葛根、荷叶。

本方今也用于急性胃肠炎、胃肠型感冒等病。风甚头痛恶寒发热则重用苏叶、白芷、陈皮；暑甚渴引汗出则加芦根、竹茹、黄连；寒甚转筋厥冷加白豆蔻、木瓜、吴茱萸；吐多加黄连、生姜、厚朴；泻多加葛根、荷叶、泽泻；腹痛甚加杭芍、枳壳；伤食嗳腐加神曲、焦楂。［罗珊珊. 李幼昌运用雷少逸法诊治常见多发病经验. 辽宁中医杂志，2006，33（10）：1239-1240］

❧ 芳香化浊法 ❧

【来源】《时病论》卷之四。

【组成】藿香叶—钱　佩兰叶—钱　陈广皮—钱五分　制半夏—钱五分　大腹皮—钱，酒洗　厚朴八分，姜汁炒

【用法】加鲜荷叶三钱为引。

【功效】芳香化湿，行气除满。

【主治】五月霉湿，胸痞腹闷，身热有汗，时欲恶心，舌苔白滑，右脉极钝。以及痧病、秽浊、瘴疟等。

【方解与方论】

本证因感受时令秽浊之气所致，秽浊由口鼻而入，脾胃气机不和，故用藿香、佩兰祛浊醒脾，陈皮、半夏燥湿和胃，大腹皮、厚朴行气除满，荷叶升清降浊。

雷丰云："此法因秽浊霉湿而立也。君藿、兰之芳香，以化其浊；臣陈、夏之温燥，以化其湿；佐腹皮宽其胸腹，厚朴畅其脾胃，上中气机，一得宽畅，则湿浊不克凝留；使荷叶之升清，清升则浊自降。"

【验案精选】

（一）霉湿

（1）东乡刘某，来舍就医，面目浮肿，肌肤隐黄，胸痞脘闷，时欲寒热，

舌苔黄腻，脉来濡缓而滞。丰曰：此感时令之湿热也，必因连日务农，值此入霉之候，乍雨乍晴之天，湿热之邪，固所不免。病者曰然。丰用芳香化浊法，加白芷、茵陈、黄芩、神曲治之，服五帖，遂向愈矣。（《时病论》）

（2）梁某某，男，52 岁。2009 年 6 月 30 日就诊，见风头痛重 10 天，神疲、乏力，饮食不佳，恶寒。舌淡苔滑，脉濡。亦为霉雨季节感受湿霉病。药用藿香 10g，佩兰 10g，苍术 10g，厚朴 10g，法夏 15g，石菖蒲 10g，大腹皮 10g，川芎 10g，神曲 15g。水煎内服，每日 1 付，日三服。3 付后，头痛愈，饮食较前增加，去川芎、大腹皮，加广香理气。3 付后痊愈。［王礼艳，龚小雪.孙定隆老师应用芳香化浊法治疗湿霉病的经验举隅.贵阳中医学院学报，2012，34（6）：2-3］

（二）高热

赵某，男，38 岁。1984 年 9 月 23 日诊。病人发热，身疼 10 天，体温在 39.2℃至 39.6℃之间。曾住院用抗生素、泼尼松等治疗，发热略退，但药停后高热复作。近三日病情加重，家属要求改服中药，故邀余诊治。现症：头晕且胀、味淡乏力、身倦无汗、中脘胀满、纳食欠佳、口渴不欲饮、小便淡黄、大便数日未解，苔白腻，中微黄，质边红，脉濡数。此乃湿热互阻，肺卫失畅之证。法拟清热祛湿，芳香化浊之法。处方：生石膏（先煎）40g，苍术、白术、茯苓、藿香、连翘、郁金、大腹皮各 20g，佩兰、银花各 15g，车前子（包）、生苡仁各 20g。

9 月 26 日二诊：3 剂后，热退身凉，惟觉精神不振，纳食欠馨，苔薄白微腻，脉濡缓。再拟健脾和胃，理气化湿之法。处方：苍术、白术、车前子（包）、滑石（包）、姜半夏、佩兰、银花、郁金各 10g，陈皮、通草、厚朴各 5g，苡仁 20g，川连 3g。5 剂后，诸症若失，病告痊愈。

按 本案初起感受寒湿，卫外阳气为湿邪所遏，湿不得化，则内有郁热，湿热互阻，故发热较高而无汗。湿邪上蒙，则头晕而胀，湿热下注，则溺黄便秘，困表则身倦无汗。药用生石膏辛凉清热，银花、连翘透表宣肺，苍术、白术、茯苓、苡仁、郁金、大腹皮燥湿理气健脾，藿香、佩兰芳香化浊，车前子引湿热下行，从小便而解。继用健脾和胃，理气化湿之法，数剂而瘳。[李笔怡.高热验案一则.四川中医，1987，（2）：16]

（三）病毒性脑炎

李某，男，9岁。1990年10月6日诊。患儿于5日前头隐痛如裹，四肢沉困，呕恶频作，日十余次，呕吐物为清水及黏液。某院诊为病毒性脑炎，用激素、维生素B_{12}、青霉素、链霉素治疗一周，症增无减。会诊时，症见右侧轻瘫，手不能持物，行走跌倒，肌力Ⅲ度，右侧鼻唇沟略浅，神识昏蒙，呕恶，大便溏薄，小便黄短，苔白厚腻，脉象濡滑。血常规：白细胞10.6×10^9/L，中性粒细胞0.70，淋巴细胞0.28，单核细胞0.02。脑脊液：无色，透明，蛋白（+），细胞数30个/mm^3。辨证为痰湿秽浊阻滞型病脑。治宜解毒化浊，豁痰开蔽。用《时病论》雷丰芳香化浊法加味：藿香叶6g，佩兰叶6g，陈皮3g，半夏5g，腹皮6g，厚朴3g，菖蒲6g，郁金3g，杏仁3g，淡竹茹6g，鲜荷叶10g，板蓝根20g。水煎服，每日1剂，早、午、晚三次分服。服药3剂，呕吐休止，大便成形，小便清利，语言清楚，神志转清，肌力好转为Ⅳ度。仅存患肢乏力一症。上方去竹茹、腹皮、杏仁，加黄芪15g，太子参10g，甘草3g，以健脾益气。继服9剂，四肢活动灵活，饮食正常，谈笑自如，告愈停药，随访至今健康。

按 本案为痰湿秽浊侵犯脑海，阻滞窍隧，故神识昏蒙，语言不利；脾受湿困，健运失司，故脘痞呕吐，四肢不收。方中藿香、佩兰芳香辟秽，半夏、厚朴、竹茹燥湿化痰理气止呕，杏仁宣肺启水之上源，陈皮健脾理气化痰，腹皮利尿排湿，荷叶清透郁热，板蓝根解毒，菖蒲、郁金豁痰开窍宁神。全方芳香化浊辟秽，浚利三焦气机，融开上、运中、渗下为一体，使气行、湿化、痰除、窍启、毒散，肢灵神清，病脑得遣。[王广见，王淑瑞.雷丰芳香化浊法治愈病脑案.四川中医，1992，（7）：28-29]

（四）急性传染性肝炎

姚某某，男，38岁，农民。病人乏力纳差，胸闷脘胀，反酸欲呕已延10天，小便黄赤，遍体及面目俱黄，苔黄腻，脉濡滑。血液检查肝功能异常，诊断为急性黄疸型传染性肝炎。病机为湿热邪毒内蕴肝胆，肝胆疏泄失常。治拟芳香化浊，佐以疏肝清热。处方：藿香、佩兰各6g，川厚朴5g，青陈皮各5g，姜半夏10g，云茯苓12g，大腹皮6g，板蓝根12g，飞滑石12g（包煎），生麦芽15g，绵茵陈20g。以上方为主，加减服药2月，检查肝功能恢复正常。

按 上方以藿、佩、朴、陈、夏、苓等芳香化浊，以青皮疏肝，板蓝根清热解毒，滑石、茵陈利湿退黄，药虽平淡，然化湿退黄，疏肝解毒均已具备。笔者常以此方为主，加减治疗急性传染性肝炎，其肝功能恢复常在半月至两月左右。至于苦寒伤胃之剂，反戕脾胃之阳，常使病情迁延难愈，故吾多避用。[杨阿芬. 芳香化浊法的临床应用举隅. 福建中医药，2000，31（6）：39-40]

（五）术后霉菌性肠炎

许某，男，50岁，车祸致腹部闭合性损伤于2005年10月2日急诊行剖腹探查术，术中见回肠多处穿孔，降结肠挫伤致浆膜下血肿，腹腔污染严重。术中行肠修补、清腹引流术，术后应用广谱抗生素。术后第7天开始发热，左中腹部疼痛，左侧腹部红肿，引流管引流出粪渣样物。再次手术证实为降结肠穿孔、肠瘘，术中行近端结肠造口，术后继续使用广谱抗生素以控制污染。术后病人临床症状体征明显减轻。于第1次手术后11天，病人再度发热、感恶心欲呕、脘痞腹胀、腹痛腹泄（5～6次/日），为褐色稀便，小便短浊，舌苔白厚腻、脉滑数，实验室检查，大便霉菌阳性。遂停用抗生素，予中药内服，处方：藿香10g，白术、薏苡仁各15g，大腹皮、石菖蒲、厚朴、陈皮、佩兰各9g，白蔻仁6g，碧玉散12g。水煎服，每日1剂，连服2剂后临床症状减轻，守方3剂后诸症悉除，实验室检查，大便霉菌阴性。[陈敦涵. 芳香化浊法治疗术后霉菌性肠炎. 湖北中医杂志，2007，29（3）：42]

（六）痢疾

郭某某，女，21岁，农民。便下黏胨且伴里急后重，前医师始以芍药汤治痢效果良好，然续投以芍药汤加减及服西药月余无效，大便仍日行3～5

次，乃延吾治疗。刻诊：苔白腻微黄，脉濡带数，吾即投以：藿香、佩兰各6g，川厚朴5g，广陈皮6g，姜半夏10g，云茯苓12g，炒枳壳10g，煨木香5g，川黄连2g，槟榔6g，3剂。大便每日1次，去川黄连加车前子12g，鸡苏散12g（包煎），再2剂痊愈。

按 此例羌延月余，然其肠胃湿热未清，且以湿为主，故投以芳香化湿，加木香、槟榔、枳壳导滞行气，三焦气机一转，则湿浊不能滞留，缠绵月余之疾，5剂告愈。故中医治痢，只要辨证正确，施治得当，常有桴鼓之效。[杨阿芬.芳香化浊法的临床应用举隅.福建中医药，2000，31（6）：39-40]

（七）腹痛

连某某，女，44岁，农民。脘腹胀满疼痛，呕吐，纳食更甚，前日住院治疗，曾用哌替啶等药，疼痛未愈。检查：脘部触之疼痛颇甚，苔腻微黄，脉弦细。病机为湿浊内阻中焦，阳明胃气失降。治拟芳香化浊，兼以苦辛通降。处方：苏叶、藿香各6g，川厚朴5g，广陈皮6g，姜半夏10g，云茯苓12g，大腹皮6g，川黄连2g，淡吴萸1.5g，佩兰6g，佛手片6g，白豆蔻2g。服药2剂，疼痛即除，后仍以此方加减善后。

按 余临床凡遇脘痛病例，如临床见症偏于湿邪内阻者，常用芳香化浊法加减治疗。[杨阿芬.芳香化浊法的临床应用举隅.福建中医药，2000，31（6）：39-40]

（八）多寐

李某，女，34岁，于1994年4月3日就诊。嗜睡2年余，不论开会、学习，甚至上班时也能入睡，不能自我控制，常常影响工作，伴胸闷纳少，精神萎靡，很是苦恼，而来就诊。查：苔白腻，脉濡弱，此为脾虚湿盛而致。治法健脾燥湿、芳香化浊。药由：党参20g，白术15g，茯苓15g，甘草10g，陈皮15g，半夏15g，藿香10g，佩兰10g，苍术25g，厚朴10g，大枣5枚，水煎日1剂，早晚分服。连服3剂，白天睡眠有所减少，精神稍好转，但仍不思饮食，又加麦芽10g，神曲10g，藿香、佩兰、苍术剂量各增加5g，又连服3剂，白日睡眠明显减少，精神振作，食纳增加，又服2剂即恢复正常。［李

凡，缪文瑞．芳香化浊法参与多寐证的治疗．长春中医学院学报，1994，10（43）：22]

（九）头痛

刘某某，男，54 岁。干部，于 1979 年 6 月 30 日初诊。病人素体肥胖，有高血压病史，经常反复头痛。近一月来，头痛且胀，逐渐加剧，呻吟不已，伴微恶寒发热、口不作渴、胸闷脘痞、食欲不振、尿清便溏等症。初投川芎茶调散祛风散寒无效。乃从辨病着眼，改用建瓴汤加减。讵知服后头痛反见加剧，迁延月余，屡治罔效。尔后，细察病人面色淡黄而垢，神倦嗜睡，苔白腻，脉弦缓。证属湿浊头痛，予本法加减。

处方：藿香、佩兰、大腹皮、羌活、川芎、厚朴各 6g，陈皮、半夏、茯苓、白芷、蔓荆子各 10g。服 3 剂后，头痛大减，精神清爽。继服 5 剂，头痛若失，诸恙悉平。半年后随访，头痛未再复发。

按 本例颇似风寒头痛，但时值霉雨季节，且又有湿浊见证，实非风寒头痛，故投祛风散寒之剂无效。高血压头痛，大多从肝论治，用建瓴汤平肝潜阳，每收良效，但病人为湿浊上蒙清阳所致，投以滋阴潜镇之剂，阻碍湿浊宜化，故投药后头痛反剧。前后两次误治的教训，说明了不注意辨证鉴别而滥用套方的危害性。[杜勉之．雷丰芳香化浊法的临床辨证鉴别运用．中医杂志，1982，(7)：53]

（十）神昏

陈某某，女，16 岁，学生，于 1975 年 8 月 15 日初诊。突然头痛且胀，胸闷不舒，自服十滴水后，反增烦燥闷乱，时或神昏，前来就诊。症见神呆嗜睡，时清时昧，面色淡黄，偶见四肢抽搐，体温 38.7℃，汗出不畅，渴不欲饮，泛漾欲恶，纳呆便溏，舌苔白腻中心淡黄，脉象濡滑而数。证属暑秽神昏，选用本法合菖蒲郁金汤加减。

处方：藿香、佩兰、陈皮、石菖蒲、大腹皮各 6g，山栀、半夏、滑石、竹叶、郁金、厚朴各 10g。服 2 剂后，诸症递减，原方继服 5 剂，诸恙痊愈。

按 暑秽一证，多发于夏秋之间，由于感受暑湿兼夹秽浊之气而成。本证神昏乃秽浊上蒙清窍所致，与热入心包神昏显然不同，其辨证鉴别要点是：此者神昏而有清醒之时，多伴有苔腻、脉濡滑等症；彼者神昏谵语，或昏愦不语，必伴有舌绛无苔，脉细数等证。若此者误用凉开，反有阻遏湿浊之弊。用本法治疗，必须具有如下体征：其一，神呆嗜睡或神识昏蒙；其二，舌苔润或厚腻。本案病人的临床表现，符合上述体征，故单用本法治疗一周，即告痊愈。［杜勉之.雷丰芳香化浊法的临床辨证鉴别运用.中医杂志，1982，（7）：53］

（十一）2 型糖尿病

邵某，男，55 岁。初诊日期：2010 年 3 月 12 日。病人于 15 天前在当地医院体检，查空腹血糖（FBG）9.6mmol/L，餐后 2 小时血糖（P_2BG）12.6mmol/L，确诊为 2 型糖尿病。来诊前未服用任何药物，亦未控制饮食。就诊时症见：口渴而不欲饮，胸脘痞闷不舒，全身困倦，舌淡、苔白厚腻，脉滑。查 FBG 8.6mmol/L，体质量指数（BMI）27.5kg/m^2。证属湿浊内停、郁而化热，治以芳香化湿为主、兼以清热。处方：藿香 20g，佩兰 20g，陈皮 15g，法半夏 15g，大腹皮 10g，厚朴 15g，荷叶 10g，白术 15g，茯苓 15g，苍术 15g，泽泻 20g，石菖蒲 15g，滑石粉（包煎）15g，淡竹叶 9g。7 剂。每日 1 剂，水煎，早晚分服。

二诊（3 月 19 日）：复查 FBG 7.5mmol/L，全身困倦消失，口渴减轻，仍觉胸脘痞闷。前方加杏仁 10g，白蔻仁 10g，薏苡仁 10g。7 剂。

三诊（3 月 26 日）：查 FBG 6.0mmol/L，胸脘痞闷大为好转，舌淡、苔白微腻，脉滑。上方继服 7 剂。此后多次来诊，予上方加减服用，FBG 控制在 6.0mmol/L 左右。

按 该病人体形肥胖，且诉口渴而不欲饮、胸脘痞闷、困倦、苔厚腻、脉滑，均为痰湿之征，湿郁久而化热，故治以祛湿为主，采用雷丰芳香化浊法。梁师于此方中再加白术、苍术、茯苓、泽泻、石菖蒲等，加强健脾渗湿之效；入滑石粉、竹叶，甘寒淡渗，可利湿清热。二诊仍觉胸脘痞闷，故加《温病条辨》三仁汤，以宣畅三焦气机。气畅湿行，故诸症皆除。［李海松，

梁苹茂．梁苹茂运用中药降糖验案 3 则．上海中医药杂志，2011，45（8）：57-58]

（十二）糖尿病血管并发症

王某，男，69 岁，2010 年 3 月 21 日初诊。病人糖尿病病史 20 余年，诉其近 1 年来双下肢沉重乏力，时有麻木刺痛感，冬月尤甚，双下肢微肿，平素胸脘痞闷不舒，全身困倦。诊见：舌淡苔白厚腻，脉滑。证属湿浊为患，治以祛湿为主，兼以通络祛邪。处方：藿香 20g，佩兰 20g，陈皮 15g，半夏 15g，大腹皮 10g，厚朴 15g，荷叶 10g，当归 20g，鸡血藤 15g，川楝子 10g，延胡索 10g，7 剂，水煎服，日 1 剂。

二诊（2010-3-19）：双下肢沉重乏力症状减轻，胸脘痞闷不舒、全身困倦好转，仍觉双下肢偶有麻木刺痛，前方加青风藤 20g，蕲蛇 10g。继服 7 剂。

三诊（2010-4-26）：双下肢麻木刺痛症状较前缓解，病人感觉麻木范围较前明显缩小，上方继服 14 剂后，诸症均见明显好转。

按　该病人双下肢沉重乏力，时有麻木刺痛感，冬月尤甚，双下肢微肿。结合病人双下肢动脉血管彩超诊断为下肢动脉硬化闭塞症。且病人平素胸脘痞闷不舒，全身困倦，伴舌淡苔白厚腻，脉滑等症，中医辨证属湿浊为患。湿性重浊黏滞，阻塞下肢脉络而发为此病，治以祛湿为主，兼以通络，予雷丰芳香化浊法加减。湿邪郁久，脉络不通，血行滞涩而留瘀，故再加当归、鸡血藤以养血活血，通络止痛；气行则血行，加川楝子、延胡索可奏行气止痛之功。二诊仍觉麻木刺痛，故加青风藤、蕲蛇以祛风通络，宣痹止痛。[李海松，梁苹茂．从湿论治糖尿病血管并发症．吉林中医药，2011，31（6）：518-519]

【临床应用】

（一）慢性浅表性胃炎

治疗 100 例，总有效率为 96%。药用：藿香 15g，佩兰 15g，荷叶 10g，陈皮 10g，半夏 10g，厚朴 10g，大腹皮 10g，车前子 10g，徐长卿 10g，薏苡仁 15g。疗程为 4 周。[谷守敏，蔡春江，白鹏飞，等．雷丰芳香化浊法加味治

疗慢性浅表性胃炎临床观察. 河北中医, 2013, 35（8）: 1139-1140]

（二）术后霉菌性肠炎

治疗 22 例, 症见发热, 脘痞, 腹胀, 腹痛, 恶心欲呕, 口渴喜热饮, 大便溏泄（5~10 次/12 小时）, 小便混浊, 舌苔白腻或厚腻, 脉濡缓或滑数。连服 5 天为 1 个疗程。总有效率为 81.81%。药用: 藿香、佩兰、广陈皮各10g, 法半夏、厚朴、石菖蒲各 9g, 大腹皮、白蔻仁各 6g, 白术、碧玉散各12g, 薏苡仁 15g。[陈敦涵. 芳香化浊法治疗术后霉菌性肠炎. 湖北中医杂志, 2007, 29（3）: 42]

（三）腹泻型肠易激综合征

药用: 藿香 15g, 佩兰 15g, 荷叶 10g, 陈皮 10g, 半夏 10g, 厚朴 10g, 大腹皮 10g, 车前子 10g, 徐长卿 10g, 薏苡仁 15g, 疗程为 4 周。总有效率为94.3%。临床疗效、各症状评分优于马来酸曲美布汀胶囊对照组。[高伟, 蔡春江, 白鹏飞, 等. 雷丰芳香化浊加味方治疗腹泻型肠易激综合征临床观察. 山东中医药大学学报, 2012, 36（4）: 315-316]

（四）急性无黄疸型肝炎

治疗 120 例, 1 周为一疗程, 一般服 1~2 个疗程。总有效率 95.8%。药用: 藿香 10g, 佩兰 10g, 陈皮 15g, 法夏 10g, 腹皮 10g, 厚朴 8g, 鲜荷叶30g（或干荷叶 10）。部分病人在此方基础上酌情加白蔻仁 10g, 车前仁 20g, 连翘 10g, 贯仲 10g, 银花 20g。[廖安亚. 芳香化浊法治疗急性无黄疸型肝炎120 例. 湖南中医杂志, 1996, 12（2增刊）: 28]

（五）2 型糖尿病中肥胖者（痰湿为患）

药用: 藿香 20g, 佩兰 20g, 陈皮 15g, 半夏 15g, 腹皮 10g, 厚朴 15g, 荷叶 10g, 白术 15g, 茯苓 15g, 苍术 15g, 泽泻 20g, 菖蒲 15g。连服 2 个月后, 空腹血糖、总胆固醇、甘油三脂均较治疗前明显降低。[梁苹茂. 雷丰芳香化浊法治疗Ⅱ型糖尿病临床观察. 天津中医, 1997, 14（4）: 157-158]

（六）糖尿病胃轻瘫

治疗 50 例, 总有效率为 92%, 疗效优于多潘立酮。药用: 藿香、佩兰、黄芩、鬼箭羽各 15g，陈皮、半夏、厚朴、大腹皮、荷叶各 10g，丹参 30g。
[刘金刚，白璐，王世伟. 雷丰芳香化浊方加味治疗糖尿病胃轻瘫 50 例. 山西中医，2009，25（6）：22-23]

【药理研究】

改善糖尿病并发症

晚期糖化终产物（AGEs）和脂质过氧化是导致糖尿病肾病等慢性并发症的主要原因。芳香化浊法能减少糖尿病大鼠肾皮质 AGEs 表达，提高 SOD（超氧化物歧化酶）活性，降低脂质过氧化物代谢毒性产物 MDA（丙二醛）含量，改善肾功能，减轻糖尿病大鼠肾组织病理损害，防治糖尿病肾病。[梁苹茂，张国霞，朱小棣，等. 化湿方对糖尿病大鼠肾组织非酶糖化及氧化干预作用的实验研究. 中医杂志，2005，46（8）：619～621]

【临证提要】

本方辛温芳香，用于治疗湿重热轻，闭阻中焦之证，确为良法。雷丰加减法包括，痧病属风痧加荆芥、防风，暑痧加滑石、木瓜，阴痧加豆蔻、砂仁，阳痧加连翘、栀子，红痧加牛蒡、薄荷，乌痧加槟榔、枳壳，闷痧加细辛、桔梗，绞肠痧加檀香、乌药，倘其势急不及进汤药者，先以痧疫回春丹治之。暑秽加滑石、甘草，湿秽加神曲、茅、苍。瘴疟，加草果、槟榔。

俞长荣认为：此方适应证为湿温、暑秽湿偏多，邪在气分之间，辨证要点为胸脘痞闷、头痛呕恶，舌苔白厚腻。无论外感、内伤或湿邪内蕴兼挟表症（如畏冷、微热等），只要见到舌白腻厚，即可应用本方。表邪较重，加大藿、佩用量；湿邪较重，加苍术；肺失宣肃，酌加桔梗、杏仁；时序暑季，酌加六一散；兼挟寒邪、消化不良，酌加紫苏、白芷、神曲、茯苓。[俞宜年，林慧光. 芳香化浊法小识. 中医药临床杂志，2009，（3）：240]

该方用于内湿证，也有较好疗效，今主要用于消化系统疾病和糖尿病治疗，特别是对 2 型糖尿病及其多种并发症，如糖尿病肾病、血管并发症等，均有一定效果。对糖尿病血管并发症，因多有湿浊内蕴，闭阻络脉之病机，梁苹茂多加疏经活络之品，如当归、地龙、丝瓜络、络石藤等。

金水相生法

【来源】《时病论》卷之四。

【组成】东洋参三钱　麦冬三钱，去心　五味子三分　知母一钱五分　玄参一钱五分　炙甘草五分

【用法】水煎，温服。

【功效】益气养阴清热。

【主治】疰夏，眩晕、头疼、身倦、脚软，体热食少，频欲呵欠，心烦自汗。

干咳，咳逆气短，甚则有汗，咽喉干燥。

秋燥，咳嗽胸疼，痰中兼血。

久咳，肺肾并亏。

【方解与方论】

本证因肺肾阴虚，虚热上扰所致，故用生脉饮益气养阴，玄参、知母滋阴清热，甘草益气和中。

雷丰云："法内人参补肺，麦冬清肺，五味敛肺，此千金生脉饮也。主治热伤元气，气短倦怠，口渴汗多等证。今以此方治疰夏，真为合拍。加色白之知母，以清其肺，复清其肾；色黑之玄参，以滋其肾，兼滋其肺；更以甘草协和诸药，俾金能生水，水能润金之妙耳。"

【验案精选】

阴虚疰夏

江苏张某，于麦秋患头晕目眩，食减神疲，偶患头痛。一医作水不涵木治之，虽未中机，尚称平稳。一医作风湿侵脾治之，服之神气更疲。邀丰诊之，脉濡且弱，毫无外感之形，见其呵欠频频，似属亏象。丰曰：此阴虚之体，过于烦劳，劳伤神气所致，所以前医滋补无妨，后医宣散有损。张曰：头痛非外感乎？曰：非也。外感头痛，痛而不止；今痛而晕，时作时止，是

属内伤。曰：何证也？曰：痎夏也。当用金水相生法去玄参、知母，加冬桑叶、豆衣、省头草治之，服至第三剂，诸皆屏矣。（《时病论》）

【临证提要】

本方益气养阴清热，用于暑热气阴两伤、肺肾阴虚咳嗽。雷丰于秋燥咳血去东参、五味，加西洋参、旱莲草。眩晕甚者，加菊花、桑叶；头痛甚者，加佩兰、荷钱；疲倦身热，加潞党、川斛；心烦多汗，加浮麦、莲子。可供参考。

∽ 清营捍疟法 ∽

【来源】《时病论》卷之五。

【组成】 连翘—钱五分，去心　竹叶—钱五分　扁豆衣二钱　青蒿—钱五分　木贼草—钱　黄芩—钱，酒炒　青皮—钱五分

【用法】 加西瓜翠衣一片为引。

【功效】 清解暑热，和解少阳。

【主治】 暑疟，恶寒壮热，口渴引饮，或着衣则烦，去衣则凛，肌肤无汗，必待汗出淋漓而热始退，脉来弦象，或洪或软。

【方解与方论】

本证因暑热内伏少阳，内扰心神所致，故用青蒿、木贼、黄芩、青皮清解少阳，连翘、竹叶、西瓜翠衣清心凉膈，扁豆解暑化湿。

雷丰云："暑气内舍于营，故君以翘、竹清心，却其上焦之热。臣以扁衣解暑，青蒿祛疟。佐以木贼发汗于外，黄芩清热于内。古云疟不离乎少阳，故使以青皮引诸药达少阳之经，瓜翠引伏暑透肌肤之表。"

【验案精选】

（一）孕妇暑疟

雷某某，女，26岁，1967年8月6日初诊。妊娠六月，现值夏秋之交，

忽感恶寒壮热，头痛如裂，口渴引饮，着衣则烦，去衣则凉，汗出热退，每日发作一次，发有定时，饮食欠佳，精神不振，舌淡红，苔心黄，脉弦滑。查血检出疟原虫。病人因有习惯性流产史，惧服奎宁，求治于中医。初投小柴胡汤加常山、草果等，三剂无效，遂改用本法加减：青蒿20g，淡竹叶、扁豆衣、连翘、木贼草、黄芩各10g，西瓜翠衣1角。1剂后寒热缓解，3剂后热退，诸症大减，唯神倦纳差，再以清暑益气之剂调理而康复。

按 王孟英云："风寒之疟可以升散，暑湿之疟，必须清解。临床治疟，对风寒正疟，可用小柴胡汤加减，而暑湿时邪致疟，当用本法化裁。方中青蒿苦寒芬芳，既可清透少阳之邪，又有祛暑截疟之功，且无堕胎之虑，实为孕妇截疟之良药，但需有暑湿见症。[杜勉之. 运用清营捍疟法一得. 中医杂志，1984，（2）：76]

（二）伏暑类疟

张某某，男，42岁，1982年9月5日初诊。素有暑湿内蕴，感凉后恶寒发热，咳嗽微渴，胸闷纳呆，予抗菌素3天，反高热达39℃，某医院诊为"风热外感"，投以银翘散加减未效，继则寒热如疟，发无定时，又予小柴胡汤加减仍未中的。现恶寒壮热，体温40.5℃，入暮尤甚，天明得汗诸恙稍缓，口渴引饮，心烦不寐，尿赤便溏，面色潮红，舌边红，苔灰白，脉弦滑而数。证属伏暑类疟，投予本法加减：青蒿20g，淡竹叶、连翘、黄芩、生石膏各10g，青皮、木贼草、甘草各5g。2剂后热减，体温降至38.6℃。4剂后热退，诸恙悉平。

按 病人暑邪内蕴，至仲夏复感新凉，引动伏邪而发，初在卫气，暑湿相混，类似感冒，但因暑湿在里，非比风寒之邪一汗可解，湿热之气投凉则安，故用辛凉解表之剂无效。迅即邪陷少阳，暑湿化燥，内舍于营，选用本法，清气凉营，解暑透热，药中病机，故投药六剂，病即霍然。[杜勉之. 运用清营捍疟法一得. 中医杂志，1984，（2）：76]

（三）暑入心营

陈某某，男，28岁，1973年7月15日初诊。时值酷暑，于烈日下劳动，感头晕且痛，全身不透，翌晨突然寒战高热，大汗淋漓，汗出热减。某医诊为"疟疾"，投氯喹等药，反增恶心呕吐，口苦咽干，又予小柴胡汤加减，寒热反剧，入夜尤甚，头痛欲裂，夜寐不安，遂来门诊。诊见恶寒壮热，体温40.5℃，神倦嗜睡，尿赤便干，面色潮红，舌红少苔，脉虚数。证属暑入心营，予本法加减：青蒿 20g，生石膏、生地各 15g，扁豆衣、淡竹叶、银花、连翘、黄芩、玄参、麦冬各 10g，青皮 5g。2 剂后体温降至 38.5℃，5 剂后痊愈。

按 本例初起误诊为疟疾，投氯喹后反致胃气上逆，继又误予小柴胡汤，致使暑湿化燥伤阴，内陷心营，病情日重。此证不同于热闭心包之神昏，万不可误投三宝之类，恐易引邪深入。[杜勉之.运用清营捍疟法一得.中医杂志，1984，（2）：76]

【临证提要】

本方主治暑疟，适用于暑热内伏少阳扰及上焦胸膈者。雷丰于渴甚者，加麦冬、天花粉。杜勉之认为，寒热、烦渴、脉弦或洪为本方使用要点，可供参考。

∼◈ 宣透膜原法 ◈∼

【来源】《时病论》卷之五。

【组成】厚朴一钱，姜制　槟榔一钱五分　草果仁八分，煨　黄芩一钱，酒炒　粉甘草五分　藿香叶一钱　半夏一钱五分，姜制

【用法】加生姜三片为引。

【功效】芳香化湿，透达膜原。

【主治】湿疟，寒甚热微，发则恶寒而不甚热，一身尽痛而有汗，手足沉重，呕逆胀满，脉象缓钝而不弦。

疫疟，寒热往来，或一日二三次，或一次而无定期。寒轻热重，口渴有汗，右脉多胜于左。

湿温，寒热似疟，舌苔白滑。

【方解与方论】

本证因邪遏膜原所致，故用槟榔、厚朴、草果、藿香、半夏、生姜透达膜原，燥湿化痰，黄芩清除郁热，甘草和中益气。

雷丰云："朴、槟、草果，达其膜原，祛其盘踞之邪，黄芩清燥热之余，甘草为和中之用，拟加藿、夏畅气调脾，生姜破阴化湿，湿秽乘入膜原而作疟者，此法必奏效耳。"

【验案精选】

（一）风疟时邪乘入血室

城南龚某之女，先微寒而后发热，口渴有汗，连日三发，脉弦而数，舌苔黄腻，此因夏伤于暑，加感秋风，名风疟也。遂用辛散太阳法去羌活，加秦艽、藿梗治之。服二帖，疟势未衰，渐发渐晏，且夜来频欲谵语。复诊其脉，与昨仿佛，但左部之形力，颇胜于右。思仲景有云：昼则明了，夜则谵语，是为热入血室。今脉左胜，疑其血室受邪，即询经转未曾。其母曰：昨来甚寡，以后未行。此显然邪入血室之证也。姑守前方去防风、淡豉，加当归、赤芍、川芎、柴胡，服之经水复来，点滴而少，谵语亦减，惟疟疾仍然。再复其脉，左部转柔，余皆弦滑，已中病薮，可服原方。幸得疟势日衰一日，改用宣透膜原法加柴胡、红枣治之，迭进三煎，疟邪遂解。（《时病论》）

（二）时行疫疟

己卯夏五，患寒热者甚众，医者皆以为疟。所用咸是小柴胡汤、清脾饮，及何人饮、休疟饮等方，未有一方奏效。殊不思经谓"夏伤于暑，秋必痎疟"，疟每发于秋令，今于芒种夏至而发者何也？考岁气阳明加于少阳，天政布凉，民病寒热，斯时病疟者，尽是时行疫疟也。有建德钱某来舍就医，曰：患疟久矣，请先生截之。丰曰：此乃时行疫疟。遂用宣透膜原法加豆卷、干姜治之，其效捷于影响。后来求治者，皆与钱病无异，悉以此法治之，莫不中。可见疫疟之病，不必拘疟门一定之方，又不必拘一定之证，更又不必拘一定之时，但其见证相同，而用药亦相同者，断断然矣。(《时病论》)

(三) 长期高热

郭某某，女，55岁。1984年4月1日入院。病人发高热二月余，体温波动在37.5℃～40℃之间，经多处中西医药治疗无效。刻诊：形体消瘦，脸色晦暗，发热恶寒，热重寒轻，以夜为甚，口黏不渴，全身酸痛，疲乏无力，头昏头痛，咳嗽，痰白而黏，胸闷心烦，纳呆寐差，寐时胸背汗出，齐颈而还，汗出而热不退，大便秘结，脉细数，舌红，苔黄白相兼，稍腻。检查：白细胞 15.2×10^9/L，中性粒细胞0.78，两肺呼吸音减弱，可闻及散在性湿性啰音，摄胸片提示：慢支并感染，肺气肿，右中叶陈旧性萎缩。证属湿热胶稠而邪热嚣张的湿温证，拟疏利祛湿，开宣膜原。选雷丰宣透膜原法加减：厚朴14g，藿香10g，槟榔10g，半夏6g，草果10g，黄连6g，黄芩10g，云苓12g，泽泻12g，甘草4g。服上药2剂后，大便即泻下6次，并吐出大量白色稠痰，其体温即降至38.3℃，精神转佳。原方续进2剂后体温降至正常，夜汗止，诸症亦基本消失。继用异功散加味调理二日痊愈出院。

按 雷丰宣透膜原法本治湿浊偏甚，郁遏阳气，证见寒甚热微之寒热病，此例却是热甚寒微之湿热病，乍看似不甚合拍，然其热为湿浊偏甚所致的病机则是一致的，故稍加化裁后，能起到分消上下湿热之效，从而得以痊愈。

[罗健吾. 长期高热治验. 四川中医，1987，(2)：15]

(四) 低热盗汗

王某某，女，44岁。1985年2月5日初诊。自诉盗汗5月余，X线摄片提示心肺无殊，屡服中西药无效。诊见病人神疲乏力，面色萎黄，纳呆恶心，便干溲短赤，傍晚形寒，身热不扬，舌边红、苔白腻，脉弦。此乃湿热阻遏膜原，郁蒸肌表，腠理开合失司所致。宜雷丰宣透膜原法，用达原饮加味：川朴、柴胡各6g，槟榔、枳壳、藿香、佩兰、制半夏、焦山栀、冬桑叶、碧玉散（包煎）各10g，草果、黄芩各5g，青蒿15g，辟瘟丹（吞服）1锭。3剂后盗汗基本消失，傍晚寒热除，白腻苔化，脘舒纳增，恶心已止，予上方去辟瘟丹加糯稻20g，4剂告愈，追访1月，一切正常。[孙慧芬．透膜原法治盗汗低热．浙江中医杂志，1994，（9）：430]

（五）腹胀

邓某某，男，38岁，本厂三号车间工人。

初诊（1983年9月17日）：病人自诉纳差、脘痞、腹胀、大便稀溏已两年余。曾在某医院门诊请中医诊治，服桂附理中汤、平胃散、补中益气汤等温中健脾、理气消胀及芳化祛湿之剂前后达二百余剂，疗效不著。刻诊：除上述症状外，见舌苔白厚而腻，中心黄黑而润、脉小滑。诊为痰浊伏于膜原，阻遏气机，肠胃不和，脾失健运。治以辛香宣透、和胃化浊，方用宣透膜原法化裁：厚朴12g，焦槟12g，草果6g，黄芩12g，法夏10g，甘草5g，陈皮10g，竹茹10g，茯苓10g，黄连10g，滑石18g，藿香10g，通草6g，杏仁10g，2剂，水煎服。

二诊（1983年9月19日）：服上药两剂后纳馨，脘痞、腹胀、大便稀溏诸症均有明显减轻。苔白厚腻亦略减，中心仍微黑而润。病情虽见好转，然痰浊阴霭之邪最易却而复聚，宜继服上方，一鼓作气，剪除余邪。

二诊后数月，病人来诉云：继服上方两剂后自觉已无不适，故而自行停药，未再继续治疗。缠绵两年之疾，竟告痊愈。嘱薄滋味，慎起居，善为珍摄调养，以杜复发。[柴乐易．宣透膜原法运用浅识．四川中医，1986，（8）：9]

（六）腹痛

女，学生，2002年8月29日诊。病人发热恶寒，腹泻2天。体温37.8℃，曾服用氟哌酸治疗，现腹泻止，但腹痛明显。查咽部充血，腹软，左下腹轻压痛，因无大便而未查便常规。舌淡苔白腻，脉沉细数。证似湿阻膜原，而遵雷丰之方：藿香12g，厚朴、草果、大腹皮、黄芩、连翘各10g，半夏、木香各6g，甘草3g。服药3剂，体温下降至36.6℃，腹痛除，余邪尽解。

按 此法师于"达原饮"，胜于吴又可。去白芍、知母之阴柔，加藿香、半夏、生姜之芳化、燥化、温化，可谓不拘治湿之一格。[金淑琴．雷丰诸法

（诸方）杂病治验. 山东中医杂志，2003，22（4）：247-248]

【临证提要】

本方由吴又可达原饮演变而来，即达原饮去知母、白芍加藿香、半夏、生姜而成。与原方相比，较为温燥，故用于湿浊较重者宜。若湿邪化燥伤阴者则不宜，故雷丰云："阴亏热体者，须酌用之。"若阳虚脾寒者，"可加老蔻、干姜。"

柴乐易认为，方中草果，举足轻重，欲得引诸药入膜原以除秽浊之邪者，非草果莫属。临床上凡舌苔厚腻、胸脘痞闷、身困纳呆之因脾湿痰浊内阻者均用为主药，不必囿于时感。临床运用本法尚可根据症情加减出入，如见寒热者加柴胡、青蒿；痰嗽者加杏仁泥、瓜蒌壳；呕恶者加白蔻、苏梗、竹茹等。

∽ 甘寒生津法 ∽

【来源】《时病论》卷之五。

【组成】 大生地五钱　大麦冬三钱，去心　连翘三钱，去心　竹叶一钱五分　北沙参三钱　石膏四钱，煨

【用法】 加蔗浆、梨汁每一盏冲服。

【功效】 清热生津。

【主治】 瘅疟，独热无寒，手足热而欲呕。

【方解与方论】

本证因心胃火盛，伤及津液所致，故用生石膏、连翘、竹叶清宣内热，沙参益气养阴，生地、麦冬、甘蔗汁、梨汁滋阴生津。

雷丰云："用生地、麦冬，甘寒滋腻以生津液。此证不离心肺胃三经，故以翘、竹清心，沙参清肺，膏、蔗清胃，梨汁生津。"

【验案精选】

产后瘅疟热补至变

四明沈某之室，诞后将匝月以来，忽然壮热汗多，口渴欲饮。有谓产后阴虚，阳无所附；有谓气血大虚，虚热熏蒸，皆用温补之方，严禁寒凉之药。见病者忽尔尪羸，日晡发热，益信其为蓐痨，愈增热补，更加唇焦齿燥，舌绛无津。复请前二医合议，议用导龙入海，引火归源之法，不但诸证未减，尤加气急神昏，始来商之于丰。丰即往诊，两手之脉，皆大无伦，推其致病之因，阅其所服之药，实因误补益剧，非病至于此险也。沈曰：此何证也？丰曰：乃瘅疟也。此即古人所谓阴气先伤，阳气独发，不寒瘅热，令人消烁肌肉，当用甘凉之剂治之。曰：产后用凉，可无害乎？曰：有病则病当之，若再踌躇，阴液立涸，必不可救矣。即用甘寒生津法，加两洋参、紫雪丹治之。头煎服下，未见进退，次煎似有欲寐之形，大众见之，无不疑昏愦之变。复来请诊，脉象稍平，唇舌略润，诸恙如旧，但增手战循衣。丰曰：此阴阳似有相济之意，无何肝风又动之虞。仍守原章，佐以阿胶、龟甲，及鸡子黄，令其浓煎温服。是夜安神熟寐，热势大衰。次早诊之，诸逆证皆已屏去，继以清滋补养，调理两月方瘳。（《时病论》）

【临证提要】

本方清心胃之火，滋肺肾之阴，主要用于心胃火盛伤阴之证，除发热、欲呕之外，尚可见唇焦齿燥，舌绛无津等症。

～◇ 驱邪辟祟法 ◇～

【来源】《时病论》卷之五。

【组成】龙骨三钱，煅　茯苓三钱，雄黄染黄　茅苍术一钱，土炒　广木香五分
柏子仁三钱，正粒　石菖蒲五分

【用法】加桃叶七片为引。

【功效】安神定志，燥湿行气。

【主治】鬼疟，寒热日作，恶梦多端，多生恐怖，脉来乍大乍小。

【方解与方论】

本证属于神志不安，方用石菖蒲、茯苓、柏子仁、龙骨安神定志，苍术芳香燥湿，木香行气和中。

【验案精选】

鬼疟

东乡叶某，自初秋患疟，至孟冬未愈，每每发于午后，寒不甚寒，热不甚热，言语错乱，如见鬼神，至后半夜，神识遂清，倦怠而寐，日日如是，曾延医治，尽属罔灵。请丰诊之，两手之脉，不调之至。曰："此鬼疟也。"即用驱邪辟祟法去龙骨，加草果、常山，服之神气稍清……。(《时病论》)

【临证提要】

本方安神定志效果颇佳，用于夜寐不安，多梦恐惧者。

～ 清宣温化法 ～

【来源】《时病论》卷之五。

【组成】连翘三钱，去心　杏仁二钱，去皮尖研　瓜蒌壳三钱　陈皮一钱五分　茯苓三钱　制半夏一钱　甘草五分　佩兰叶一钱

【用法】加荷叶二钱为引。

【功效】清宣肺卫，燥湿化痰。

【主治】湿温，始恶寒，后但热不寒，汗出胸痞，舌苔白，或黄，口渴不引饮。

秋时晚发之伏暑，寒热如疟，或微寒，或微热，不能如疟厘清，脘痞气

塞，渴闷烦冤，每至午后则甚，入暮更剧，热至天明得汗，则诸恙稍缓，舌腻，脉滞。

【方解与方论】

本证因湿热内蕴，方中杏仁、瓜蒌辛苦开宣肺气，以达气化湿化之用，陈皮、茯苓、半夏、佩兰、荷叶芳香化湿、苦温燥湿，连翘清热解毒，甘草和中。

雷丰云："连翘寒而不滞，取其清宣；杏仁温而不燥，取其温化；蒌壳宣气于上，陈皮化气于中，上中气分，得其宣化，则新凉伏气，皆不能留；茯苓、夏、草，消伏暑于内；佩兰、荷叶，解新邪于外也。"

【验案精选】

（一）湿温误作伏暑

钱江陆某，偶患湿温时气，延医调治，从伏暑立方，未效来迂于丰。推其起病根由，确系湿温之病，前用一派凉剂，焉望中窾。殊不知湿为阴邪，因气机闭阻，湿邪渐化为温，而未酿热，所以凉药无功，即热剂亦无效验，非比寒湿辛散可解，热湿清利可瘥。今诊脉形，右部胜左，舌苔黄泽，胸闷汗多，发热缠绵靡已。此邪尚在气分，犹望其宣透而解，当用清宣温化法加厚朴治之。服二剂胸次稍宽，汗亦减少，惟躯热尚未退尽，继以旧法除去半夏，再加通草、蝉蜕，连服三煎遂愈。(《时病论》)

（二）久热不退

治疗 20 例全部治愈。最少 1 剂，最多不超过 5 剂。基本方：陈皮、法夏、杏仁、荷叶各 10g，茯苓、瓜蒌、佩兰各 15g，连翘 20g，甘草 6g。每日 1 剂，水煎服，日 3 次。加减法：热盛于湿者，加石膏 30g，青蒿 20g 或蒲公英 20g；湿盛于热者，加厚朴 15g，滑石 20g，通草 10g 或藿香 15g。

祝某某，女，36 岁，因感冒失治后，寒热似疟。经西医治疗后，现午后发热，最高达 38.6℃，约半月不退，口干不欲饮，烦躁、汗多、胸闷，舌苔黄腻，脉数。辨证为湿温（湿重于热），治宜清热解毒，温宣化湿。拟用清宣温化法治疗。处方：连翘、滑石各 20g，杏仁、瓜蒌、茯苓、佩兰、法夏、厚朴、淡竹叶、荷叶各15g，陈皮10g。仅服两剂后烧退即愈。［朱晓青.用雷少逸清宣温化法治湿温久烧不退20例.四川中医，2004，22（11）：52］

【临证提要】

本方集辛开宣泄、苦温燥湿、芳香化湿、辛凉清解为一方，为治疗湿温湿重于热之良方。雷丰加减法包括：

湿温，恶寒，去连翘，加厚朴、豆卷。

伏暑，畏寒已解，独发热淹绵，可加芦、竹、连翘，去半夏、陈皮。舌苔本腻，倘渐黄、渐燥、渐黑、渐焦，伏暑之热，已伤其阴，可加洋参、麦冬、玄参、细地。

此外，临床尚可根据病情，酌加厚朴、藿香、银花、蒲公英、通草等。

～❀ 苦温平燥法 ❀～

【来源】《时病论》卷之六。

【组成】杏仁三钱，去皮尖，研　　陈橘皮一钱五分　　紫苏叶一钱　　荆芥穗一钱五分　桂枝一钱，蜜水炒　　白芍一钱，酒炒微焦　　前胡一钱五分　　桔梗一钱五分

【用法】水煎，温服。

【功效】解肌发表，理肺止咳。

【主治】秋燥客表，头微痛，畏寒无汗，鼻塞，咳嗽，舌苔白薄。

【方解与方论】

本证因凉燥侵表，肺失宣肃所致，故用桂枝、苏叶、荆芥辛温解表，桔梗、杏仁、橘皮、前胡理肺止咳，白芍敛阴润燥。

雷丰云："凡感燥之胜气者，宜苦温为主。故以橘、杏、苏、荆以解之，加白芍之酸，桂枝之辛，是遵圣训"燥淫所胜，平以苦温，佐以酸辛"是也。秋燥之证，每多咳嗽，故佐前、桔以宜其肺，肺得宣畅，则燥气自然

解耳。"

【验案精选】

凉燥

汪某，男，32岁。1987年10月12日初诊。凉燥伤卫犯肺，始病恶寒发热，头痛、周身酸痛，鼻塞无汗，咳嗽少痰。曾服解热消炎西药而症不见，复现咽喉燃痛，声音嘶哑，口唇干燥，脉浮而涩。舌苔薄白欠润，罹病一候。药用：荆芥9g，苏叶9g，杏仁9g（冲），前胡6g，陈皮6g，桔梗6g，桂枝10g，杭芍12g，射干10g，蝉蜕9g。

次诊：服药1剂，得微汗后恶寒发热，头痛、周身酸痛缓解，惟咽喉燃痛，声音嘶哑，口唇干燥未消，药用：杏仁9g（冲），前胡6g，陈皮6g，桔梗6g，玄参12g，麦冬12g，牛蒡子10g，板蓝根10g，川贝母10g（冲），射干10g，蝉蜕9g，马勃9g，甘草6g。服药1剂，则咳嗽、咽痛缓解，再剂则气平咳止，咽痛得消，发音如常而病痊。

按 凉燥伤卫犯肺，首用雷丰苦温平燥之法，继以养阴清燥，宣肺开音之法，药证合拍，故能奏效。[吴敏，张建生.张泽仁老中医治疗外感病经验简介.云南中医杂志，1985，(5)：28-30]

【临证提要】

本方用于凉燥咳嗽，雷丰加减法：热渴有汗，咽喉作痛，是燥之凉气，已化为火，去苏、荆、桂、芍，加玄参、麦冬、牛蒡、象贝。

～ 加味二陈法 ～

【来源】《时病论》卷之七。

【组成】 白茯苓三钱　陈广皮一钱　制半夏二钱　生甘草五分　生米仁三钱
杏仁三钱，去皮尖研

【用法】加生姜二片、饴糖一匙为引。

【功效】燥湿化痰止咳。

【主治】痰嗽，胸次不舒，痰白而稀，口不作渴，舌苔白润，脉必见弦滑，或见微紧，右寸关必较余部不调。

【方解与方论】

本证因痰湿蕴肺，肺失宣肃所致，故用二陈汤化痰止咳，加杏仁止咳，薏苡仁渗湿，饴糖和中。

雷丰云："苓、陈、夏、草，即二陈汤也。汪切庵曰：半夏辛温，体滑性燥，行水利痰为君。痰因气滞，气顺则痰降，故以陈皮利气。痰由湿生，湿去则痰消，故以茯苓渗湿为臣。中不和，则痰涎聚，又以甘草和中补土为佐也。拟加米仁助茯苓以去湿，杏仁助陈皮以利气，生姜助半夏以消痰，饴糖助甘草以和中，凡有因痰致嗽者，宜施此法。"

【验案精选】

伏湿作嗽认为冬温

鉴湖沈某，孟冬之初，忽患痰嗽，前医作冬温治之，阅二十余天，未能奏效。延丰延医，右部之脉极滞，舌苔白滑，痰多而嗽，胸闭不渴。丰曰：此即《内经》"秋伤于湿，冬生咳嗽"之病，非冬温之可比也。冬温之病，必脉数口渴，今不数不渴者非。冬温治在乎肺，此则治在乎脾，张冠李戴，所以乏效。遂用加味二陈法去米仁一味，加苏子、芥子治之。三剂而胸开，五剂而痰嗽减，后用六君子汤增损，获全愈矣。(《时病论》)

【临证提要】

本方由二陈汤加味而来，化痰止咳之功较胜，为痰湿咳嗽之基本方。雷丰云："恶寒发热者，再加苏梗、前胡；气喘者，加之旋覆、苏子，当随其证而损益之。"

～❦ 温润辛金法 ❦～

【来源】《时病论》卷之七。

【组成】紫菀一钱, 蜜水炒　百部一钱, 蒸　松子仁三钱　款冬花一钱五分　杏仁二钱, 去皮尖用　陈广皮一钱, 蜜水炒

【用法】加冰糖五钱为引。

【功效】温肺润燥, 止咳化痰。

【主治】干咳, 咳逆乏痰, 即有痰亦清稀而少, 喉间干痒, 咳甚则胸胁引疼, 舌苔白薄而少津, 脉沉而劲。

【方解与方论】

本证因肺燥失于宣肃所致, 故用性温润之百部、紫菀、冬花止咳化痰, 松子仁、冰糖润肺, 陈皮、杏仁理气。

雷丰云: "肺属辛金, 金性刚燥, 所以恶寒冷而喜温润也。紫菀温而且润, 能畅上焦之肺。百部亦温润之性, 暴咳久咳咸宜。更加松子润肺燥, 杏仁利肺气。款冬与冰糖, 本治干咳之单方。陈皮用蜜制, 去其燥性以理肺。肺得温润, 则咳逆自然渐止。"

【验案精选】

（一）凉燥伤肺

何某某, 女, 45 岁。秋末伤风不醒, 呛咳不休, 畏寒胸闷, 口干咽燥, 苔薄白而干, 脉浮紧右甚。辨证为凉燥伤肺, 气机不畅。予温润辛金法, 药用苏梗、葱白、紫菀、杏仁、百部、柏子仁、款冬、瓜蒌皮各 10g, 陈皮 5g。服 5 剂而愈。

按　此案呛咳, 为阴邪伤肺, 肺失温润使然者, 宜用雷丰温润辛金法: 杏苏散与止嗽散复方合法, 温润旋运并举, 令肺金柔润通调而安。[周午平. 干咳杂议. 四川中医, 1985, (1): 17]

（二）支气管炎

曹某某，男，24 岁。十多天前开始咳嗽，西医诊断为支气管炎，曾用抗菌素等多种西药治疗，及先后用解表宜肺、清热润肺等中药，症状反见加剧。其咳嗽多见于夜间，干咳无痰，喉痒而干，舌苔薄白少津，脉沉有力。用本法（百部、紫菀、冬花、柏子仁、杏仁、炙甘草）一剂后咳嗽减少，再服一剂后诸症告失。［萧东明. 应用温润辛金法的体会. 新中医，1977，（1）：47］

（三）肺结核

莫某某，男，49 岁。患有肺结核病，3 个月前因咳嗽胸痛在当地医院入院治疗，3 个月来一直用西药抗痨治疗及同时用多种中药，症状一直未能控制，形体逐渐消瘦，至卧床不能行动，谓呈恶病质而怀疑恶性变，建议到上级医院检查。后邀余诊治。诊时见脉沉细无力，舌苔厚白而干，咳嗽于夜间尤甚，痰洁稀而少，咳时胸背掣痛，胃纳锐减，大肉消尽。此乃久病攻伐太过，阴亏导至阳损，正气大虚，而呈"金寒水冷"之咳也，宜标本并治。用本法加党参、五味子、旋覆花、橘络，两剂后咳嗽胸痛大减，纳谷渐香，厚白之舌苔见退。原方加减出入数剂后，已无咳嗽，胸痛亦除，体重增加，已能起床活动。后建议其用六味丸等药调治，现在情况很好，已能参加一般体力劳动。X 光检查亦证实病灶大有好转。［萧东明. 应用温润辛金法的体会. 新中医，1977，（1）：47］

【临证提要】

本方主治外感凉燥咽痒干咳，胸胁痛者，可加旋覆、橘络；咳逆艰难者，再加松子、款冬花。方中松子仁可用柏子仁代，宜加炙甘草和中润肺止咳。今用于急性支气管炎、肺结核等治疗。

清金宁络法

【来源】《时病论》卷之七。

【组成】麦冬三钱，去心　肥玉竹二钱　北沙参三钱　玄参一钱五分　细生地三钱　旱莲草三钱　冬桑叶三钱

【用法】加枇杷叶三钱去毛蜜炙为引。

【功效】滋阴清热，凉血止血。

【主治】燥气化火，喉痛，咳红，脉沉滑，或沉数。

【方解与方论】

本证因阴虚火旺，灼伤肺络所致，故用生地、玄参、麦冬滋阴清热，沙参、玉竹益气养阴，桑叶、枇杷叶清肝止咳，旱莲草凉血止血。

雷丰云："此治燥气化火刑金劫络之法。麦冬、玉竹，清其燥火。沙参、玄参，润其肺金。细地、旱莲，宁其血络。盖血藏肝脏，故加冬桑叶以平其肝。肺气上逆，故加枇杷叶以降其肺。使肺气得降，肝血得藏，则咳逆吐红，均可定矣。"

【验案精选】

冬温伤阴将欲成损

丰于冬至赴龙扫墓，经过安仁街，适有杨某患冬温未愈，有相识者，谓丰知医，杨即恳诊。查其所服之方，非辛温散邪，即苦寒降火，皆未得法。其脉细小滑数，咳嗽痰红，发热颧赤，此温热伤阴之证也。当用甘凉养阴，辛凉透热，虚象已着，急急堤防，若再蔓延，必不可挽。即用清金宁络法去枇杷叶、麦冬，细地改为大地，再加丹皮、地骨、川贝、蝉蜕治之，服至五帖，热退红止矣。丰返，复过其处，见病者面有喜色，谓先生真神医也，病势减半，惟剩咳嗽数声，日晡颧赤而已。诊之脉亦稍和，此欲愈之象也。姑照原方去旱莲、蝉蜕，加龟甲、鳖甲，令其多服，可以免虚。岁暮以茶食来

谢，始知其恙全可。(《时病论》)

【临证提要】

本方滋阴清热凉血，用于阴虚火旺咳血，热重者可加地骨皮、丹皮。

∽ 甘热祛寒法 ∽

【来源】《时病论》卷之八。

【组成】 甘草二钱，炙 淡干姜一钱 淡附子一钱 淡吴萸一钱

【用法】 用开水略煎，冷服。

【功效】 温阳散寒。

【主治】 寒邪直中三阴之证。

【方解与方论】

本证因阳虚寒胜所致，故用四逆汤温脾肾散寒，吴茱萸温肝阳散寒。

雷丰云："此即仲景四逆汤也。拟加吴萸之大热，祛厥阴之寒邪，以之治寒中三阴，最为中的。"

【验案精选】

阳体中寒仍用热剂而愈

姜某，禀体属阳，生平畏尝热药，一日腹中作痛。比丰诊之，两手之脉皆沉迟，舌根苔白。丰曰：此寒气中于太阴，理当热药祛寒。曰：素不受热药奈何？曰：既不任受，姑以温中化气为先，中机最妙，否则再商。即以豆蔻、砂仁、吴萸、乌药、木香、厚朴、苏梗、煨姜，服之未验。复诊其脉，益见沉迟，四肢逆冷更甚。丰曰：寒邪深入，诚恐痛厥，非姜、附不能效也。虽然阳脏，亦当先理其标。即用甘热祛寒法加肉桂、白芍治之，遂中病机，腹痛顿减，脉形渐起，手足回温，改用调中，始得安适。可见有病有药，毋拘禀体阴阳，但阳体中寒，辛热不宜过剂；阴质患热，寒凉不可过投；遵

《内经》"衰其大半而止"最妥。(《时病论》)

【临证提要】

本方温阳散寒，临证可根据病情调整方中药物剂量，并适当加味，雷丰云："寒中太阴，以干姜为君，少阴以附子为君，厥阴以吴萸为君。吐甚加藿香、豆蔻，泻甚加苍术、木香，筋挛者佐以木瓜、橘络，呃逆者佐以柿蒂、丁香。"

下篇
被忽略的名方

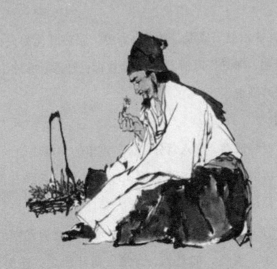

清热解毒法

【来源】《时病论》卷之一。

【组成】西洋参三钱　大麦冬三钱，去心　细生地三钱　玄参一钱五分　金银花二钱　连翘二钱，去心

【用法】加绿豆三钱，煎服。

【功效】滋阴清热解毒。

【主治】温毒，春温，谵语神昏，舌绛齿燥。

【方解与方论】

本证因温毒深入阳明营分，劫伤津液所致，故宜滋阴生津，清解热毒。方中生地、玄参、麦冬滋阴清热，西洋参益气生津，金银花、连翘、绿豆辛凉清解热毒。

雷丰云："此法治温热成毒，毒即火邪也。温热既化为火，火未有不伤津液者，故用银、翘、绿豆，以清其火而解其毒；洋参、麦冬，以保其津；玄参、细地，以保其液也。"

【临证提要】

本方可用于温热成毒，深入营分之证，雷丰的加减法如下：

温毒，脉浮沉俱盛，其证心烦热渴，咳嗽喉痛，舌绛苔黄，宜用清热解毒法，加甘草、桔梗。

温热之毒，协少阳相火上攻，耳下硬肿而痛，此为发颐之病，宜内服清热解毒法，去洋参、麦冬，加马勃、青黛、荷叶治之；连面皆肿，加白芷、漏芦；肿硬不消，加山甲、皂角刺。外用水仙花根，剥去赤皮与根须，入白

捣烂，敷于肿处，干则易之，俟肤生黍米黄疮为度。

温热之毒，发越于上，盘结于喉，而成肿痹。急用玉钥匙以开其喉，继以清热解毒法，去洋参、麦冬，加僵蚕、桔梗、牛蒡、射干治之。

～◦∽ 却热息风法 ∽◦～

【来源】《时病论》卷之一。

【组成】大麦冬五钱，去心　细生地四钱　甘菊花一钱　羚羊角二钱　钩藤钩五钱

【用法】先将羚羊角煎一炷香，再入诸药煎。

【功效】滋阴清热，平肝息风。

【主治】温热不解，春温，手足瘛疭，脉弦数。

【方解与方论】

本证因温热内盛，热极伤津动风所致，故用生地、麦冬滋阴清热，羚羊角、钩藤、菊花清肝热、平肝风。

雷丰云："凡温热之病，动肝风者，惟此法最宜。首用麦冬、细地，清其热以滋津液；菊花、羚角，定其风而宁抽搐；佐钩藤者，取其舒筋之用也。"

【临证提要】

本方有滋阴清热息风之功，临床可用于阴虚风火上扰诸证。

～◦∽ 清热保津法 ∽◦～

【来源】《时病论》卷之一。

【组成】连翘三钱，去心　天花粉二钱　鲜石斛三钱　鲜生地四钱　麦冬四钱，去心　参叶八分

【用法】水煎服。

【功效】滋阴清热。

【主治】温热有汗；风热化火伤津，口渴喜饮，苔色黄焦；温疟舌苔变黑；诸病，舌绛齿燥，热伤于阴者。

【方解与方论】

热盛伤阴，故用生地、麦冬、石斛滋阴，天花粉清热生津，连翘辛凉清解，人参叶益气生津。

雷丰云："汗多者，因于里热熏蒸，恐其伤津损液，故用连翘、花粉，清其上中之热；鲜斛、鲜地，保其中下之阴；麦冬退热除烦；参叶生津降火。"

【临证提要】

本方为"温热有汗之主方"，盖汗多津伤故以养阴生津为主，清解热邪为辅。若津伤较重者，可加西洋参、北沙参、玄参，如暑温伤阴见舌苔光绛者。热重者可加生石膏、西洋参，如热病，误用辛温，助热伤津者。以上皆雷丰临证经验，可供参考。

～✦ 清凉荡热法 ✦～

【来源】《时病论》卷之一。

【组成】连翘四钱，去心　西洋参二钱　石膏五钱，煨　生甘草八分　知母二钱，盐水炒　细生地五钱

【用法】加粳米一撮，煎服。

【功效】清热养阴。

【主治】壮热，口渴，谵妄，脉洪大而数。

【方解与方论】

本证因阳明气分热盛，上扰心神所致，方用白虎汤清泻阳明邪热，西洋参益气生津，连翘助石膏辛凉清解，生地助知母滋阴清热。

雷丰云："以仲圣白虎汤为主，治其三焦之温热也。连翘、洋参，清上焦之热以保津；膏、甘、粳米，清中焦之热以养胃；知母、细地，泻下焦之热以养阴。"

【临证提要】

本方由《伤寒论》白虎加人参汤变通而来，较之原方滋阴清解之功更著。但热入心包者，宜加清热开窍之品为佳。如雷丰治热病，"舌苔化燥，谵语昏狂，急用清凉荡热法加紫雪丹治之。发斑者，加黄连、栀子；发疹者，加荷叶、牛蒡。"

～ 清凉透斑法 ～

【来源】《时病论》卷之一。

【组成】石膏五钱，煨用 生甘草五分 银花三钱 连翘三钱，去心 鲜芦根四钱 豆卷三钱，井水发

【用法】加新荷钱一枚，煎服，如无，用干荷叶三钱亦可。

【功效】清热解毒。

【主治】阳明温毒发斑。

【方解与方论】

本证因阳明温毒，内迫血分所致，故用石膏、芦根、豆豉、荷叶清解阳明郁热，银花、连翘、生甘草清热解毒。全方清热解毒，热毒一解，斑自得化。

雷丰云："温热发斑者，治宜清胃解毒为主。膏、甘治之以清胃，银、翘

治之以解毒。更以芦根、豆卷，透发阳明之热；荷钱者即初发之小荷叶也，亦取其轻升透发之意。"

【临证提要】

本方清热解毒，用于斑"欲发未发之际"，若斑已发出，神气昏蒙，为热邪已入营血，则宜清营凉血治疗，故雷丰云："加犀角、玄参治之。"

～ 解肌散表法 ～

【来源】《时病论》卷之二。

【组成】 嫩桂枝　白芍药　粉甘草　生姜　大枣

【用法】 水煎服。

【功效】 调和营卫，解肌发表。

【主治】 风邪伤卫，头痛，发热，恶风，汗出，脉浮缓。

【方解与方论】

本证乃风邪袭表，营卫不和所致，故用桂枝、白芍调和营卫，解肌发表，甘草、生姜、大枣和中气、养营血、解肌表。

【临证提要】

本方即《伤寒论》桂枝汤，不仅能解肌发表，也能调和营卫，调和脾胃，临床应用颇广。

～ 清痢荡积法 ～

【来源】《时病论》卷之三。

【组成】广木香六分，煨　黄连六分，吴萸炒　生大黄三钱，酒浸　枳壳一钱五分，麸炒　黄芩一钱，酒炒　白芍一钱五分，酒炒　粉甘草五分　葛根五分，煨

【用法】加鲜荷叶三钱，煎服。

【功效】清热燥湿，理气和血。

【主治】热痢，里急后重，烦渴引饮，喜冷畏热，小便热赤，痢下赤色，或如鱼脑，稠黏而秽，脉滑数而有力。

五色痢，脉实有力。

【方解与方论】

本证因夏秋之交，热湿蒸郁，内干脾胃所致，故用黄连、黄芩、大黄清热燥湿，木香、枳壳、白芍行气和血，葛根、荷叶升清止痢，甘草清热和中。

雷丰云："此法首用香、连治痢为主，加军、枳以荡其积，芩、芍以清其血，甘草解毒，荷、葛升提，施于实热之痢，每多奏效耳。"

【临证提要】

本方清湿热、调气血，主治湿热郁滞、气血不和之痢疾。雷丰加减法：热痢，加楂肉、槟榔，体弱者，生大黄改为制大黄。

～ஃ 祛暑解毒法 ஃ～

【来源】《时病论》卷之四。

【组成】茯苓三钱　制半夏一钱五分　滑石三钱，水飞　粉甘草五分　参叶六分　黄连八分　银花三钱　连翘三钱，去心

【用法】加绿豆衣三钱，煎服。

【功效】祛暑利湿，清热解毒。

【主治】暑毒，烦热赤肿，身如针刺。

冒暑，周身烦躁，头胀体烧，或身如针刺，或有赤肿等症。

【方解与方论】

本证因感受暑湿，暑热极盛成毒所致，故用金银花、连翘、黄连、绿豆衣清热解毒，半夏、茯苓、滑石燥湿利湿，暑易伤人元气，故加人参叶、甘草益气扶正。

雷丰云："凡暑热成毒者，此法最宜。苓、夏偕甘，即海藏消暑方也。滑石偕甘，即河间清暑方也。更佐参叶以却暑，黄连以清心，银翘、绿豆以解毒也。"

【临证提要】

本方清热祛暑解毒，临床用于治疗暑湿蕴毒之证，暑热较重者宜。

❧ 清暑开痰法 ❧

【来源】《时病论》卷之四。

【组成】 黄连一钱二分　香薷一钱　扁豆衣三钱　厚朴一钱，姜汁炒　杏仁二钱，去皮尖研　陈皮一钱五分　制半夏一钱五分　益元散三钱，入煎

【用法】 加荷叶梗七寸为引。

【功效】 清利暑湿，化痰醒神。

【主治】 中暑，神昏不语，身热汗微，气喘等证。

中暑，忽然闷倒，昏不知人，躯热汗微，气喘不语，牙关微紧，亦或口开，状若中风，但无口眼歪斜之别，脉洪濡，或滑而数。

【方解与方论】

本证因中暑，暑热挟痰，阻滞心包所致，故用香薷饮、六一散、黄连、荷叶梗清除暑热，陈皮、半夏、杏仁化痰开窍平喘。

雷丰云："连、薷、扁、朴，清热祛暑；杏仁、陈、夏，顺气开痰；益元

散，清暑宁心；荷叶梗，透邪宣窍。"

【临证提要】

本方清暑兼能开窍、平喘，故用于中暑神昏、气喘之证颇宜，雷丰云：汗多除去香薷。

～∽ 甘咸养阴法 ∽～

【来源】《时病论》卷之四。

【组成】 大干地四钱　龟甲三钱，炙　阿胶二钱，另炖冲　旱莲草三钱　女贞子二钱　牡丹皮一钱五分

【用法】 加淡菜三钱，井水煎服。

【功效】 滋阴清热凉血。

【主治】 热伤血络，损及阴分，潮热咳嗽。

暑瘵，失血后，潮热咳嗽，脉小数。

【方解与方论】

本证属阴血不足，余热未尽，血络受伤，故用生地、龟板、淡菜滋阴清热，牡丹皮、女贞子、旱莲草凉血止血，阿胶养血止血。

雷丰云："干地甘寒，龟甲咸寒，皆养阴之要药。阿胶甘平，淡菜咸温，并治血之佳珍。旱莲甘寒，汁黑属肾，女贞甘凉，隆冬不凋，金能补益肾阴。佐以丹皮之苦，清血中之伏火，火得平静，则潮热咳血均愈矣。"

【临证提要】

本方滋阴清热、凉血止血，用于出血后阴血不足，余热未尽者。

∽ 挽正回阳法 ∽

【来源】《时病论》卷之四。

【组成】东洋参三钱，米炒　白茯苓三钱　于潜术一钱，土炒　粉甘草五分，炙　安桂八分，细锉分冲　淡附子八分　炮姜炭六分　吴茱萸八分，泡淡

【用法】头服略煎，次服浓煎。

【功效】温中健脾。

【主治】中寒腹痛，吐泻肢冷，或昏不知人，问之不能答，脉微欲绝。

霍乱，吐泻不已，手足厥冷，脉微欲绝。

【方解与方论】

本证因寒湿内盛，阳气不足所致，故用四君合附子理中温中健脾，加肉桂、吴茱萸以增强全方温阳散寒之功。

雷丰云："参、苓、术、草挽其正，炮姜、桂、附回其阳，更佐吴茱萸，破中下之阴寒，阴寒一破，有若拨开云雾，而见天与日也。"

【临证提要】

本方温阳散寒为寒湿内盛，阳气欲竭，吐泻、肢冷、脉微急救之方。

∽ 二活同祛法 ∽

【来源】《时病论》卷之四。

【组成】羌活一钱五分　防风一钱五分　独活一钱五分　细辛五分　茅苍术一钱五分　甘草五分

【用法】加生姜三片，煎服。

【功效】祛风胜湿。

【主治】表里受湿，寒热身疼，腰痛等证。

霉湿，身痛腰疼，恶寒发热。

【方解与方论】

本证因外感风寒湿所致，故用羌独活、防风、细辛、生姜祛风湿，止痹痛，苍术苦温燥湿，甘草和中。

雷丰云："两感表里之湿证，此法堪施。其中羌活、防风，散太阳之表湿；独活、细辛，搜少阴之里湿；苍术燥湿气，生姜消水气；盖恐诸药辛温苦燥，故佐甘草以缓之。"

【临证提要】

本方为治疗风寒湿邪痹阻太少两经经络的代表方。雷丰加减法：霉湿，兼腹痛泄泻，加煨葛、木香。

～ 辛散太阳法 ～

【来源】《时病论》卷之五。

【组成】嫩桂枝_一钱　羌活_一钱五分　防风_一钱五分　甘草_五分　前胡_一钱五分　淡豆豉_三钱

【用法】加生姜二片，红枣三枚，煎服。

【功效】祛风散寒，除湿解表。

【主治】风疟，寒少热多，头痛自汗，脉弦而兼浮。

寒疟，先寒而后热，寒长热短，连日而发，或间日而发，发时头痛微汗，或无汗干热，脉弦紧有力。

伤湿，症见头胀而痛，胸前作闷，舌苔白滑，口不作渴，身重而痛，发热体疲，小便清长，脉浮而缓，或濡而小。

伤寒，头疼身痛，寒热无汗，脉来浮紧。

【方解与方论】

本证因风、寒、湿等邪气外袭太阳所致，故用桂枝、羌活、防风、豆豉、生姜祛风散寒除湿，前胡清热降气，大枣养营，甘草和中。

雷丰云："其中桂、羌、防、草，即成方桂枝羌活汤，本治风疟之剂也。内加前胡散太阳，复泄厥阴。淡豉解肌表，且祛疟疾。更加攘外之姜，安内之枣，表里俱安，何疟之有哉！"

【临证提要】

本方辛温祛风散寒除湿，临证当根据风、寒、湿之轻重加减用药，雷丰指出：伤湿，去桂、豉，加之苍、朴；伤寒，去前胡、红枣，加紫苏、葱白；风疟，去羌活，加秦艽。

～∾ 和解兼攻法 ∾～

【来源】《时病论》卷之五。

【组成】 柴胡一钱五分　黄芩一钱，酒炒　半夏一钱五分，姜制　甘草六分　玄明粉二钱　熟大黄二钱　枳壳一钱五分

【用法】 流水煎服。

【功效】 和解少阳，攻下热积、

【主治】 瘅疟，寒热疟疾，兼之里积。

【方解与方论】

本证因少阳郁热，兼阳明热结所致，故用柴胡、黄芩清解少阳，半夏化痰和胃，熟大黄、玄明粉泻热攻积，枳壳行气导滞，甘草和中益气。

雷丰云："柴、芩、夏、草以和解，元明、军、枳以攻里，此仿长沙大柴胡之法也。"

【临证提要】

本方即《伤寒论》大柴胡汤去芍药，加玄明粉、易枳壳、熟大黄而成，较原方攻下之力稍缓，可用于治疗少阳阳明合病诸证。

～ 宣阳透伏法 ～

【来源】《时病论》卷之五。

【组成】 淡干姜—钱　淡附子—钱　厚朴—钱，姜制　苍术—钱，土炒　草果仁—钱，煨　蜀漆—钱五分

【用法】 加白豆蔻三颗，去壳细研分冲。

【功效】 温阳燥湿截疟。

【主治】 牝疟，寒甚热微，或独寒无热，面色必淡而白，脉必沉而迟。

湿温，胫冷腹满。

【方解与方论】

本证因素体阳虚，感受寒湿所致，故用附子、干姜温阳散寒，苍术、厚朴、白豆蔻化湿行气，草果、蜀漆燥湿祛痰截疟。

雷丰云："干姜宣其阳气，附子制其阴胜，厚朴开其滞气，苍术化其阴湿，草果治独胜之寒，蜀漆逐盘结之疟，佐以豆蔻，不惟透伏有功，抑且散寒化湿，施于牝疟，岂不宜乎！"

【临证提要】

本方用于治疗牝疟，雷丰云："因寒者姜、附为君，因湿者苍、果为主，日久不愈，温补之法为宜。"亦可治疗湿温湿重阳气抑遏者，雷丰于方中去草果、蜀漆，加陈皮、腹皮。

∽ 补气升阳法 ∾

【来源】《时病论》卷之五。

【组成】西潞参三钱，米炒　上黄芪二钱，蜜炙　于潜术二钱，米炒　粉甘草五分，炙　广陈皮一钱五分　当归身二钱，酒炒　绿升麻五分　柴胡梢五分

【用法】加生姜二片、红枣三枚为引。

【功效】补中益气。

【主治】虚疟，寒热交作，自汗倦卧，饮食并减，四肢乏力，脉象举按俱弦，寻之则弱。

疟疾，间数日而作。

【方解与方论】

本证因元气不足，感邪患疟所致，雷丰云："邪深陷者，必因正气空虚，当用补气升阳法，助其既虚之正，提其已陷之邪，使正气复旺，邪气自出，则疟不驱自遁矣。"方中党参、黄芪、白术、甘草健脾益气，当归养血和营，陈皮理气和中，升麻、柴胡升阳发表，生姜、大枣调和营卫，兼能和中。

【临证提要】

本方即为东垣补中益气汤，雷丰用于虚疟的治疗。

∽ 营卫双调法 ∾

【来源】《时病论》卷之五。

【组成】嫩桂枝一钱　黄芪皮二钱，蜜炙　当归身一钱五分，土炒　白芍一钱，土炒　西潞参三钱　甘草五分，炙

【用法】加生姜二片，红枣三个，煎服。

【功效】益气护卫，养血和营。

【主治】虚疟，胃虚则恶寒，脾虚则发热，寒则洒洒，热则烘烘，脉象浮之则濡，按之则弱。

劳疟，发热恶寒，寒中有热，热中有寒，或发于昼，或发于夜，每遇小劳即发，脉象或软或弱，或小滑，或细数。气虚者多汗，饮食少进。血虚者，午后发热，至晚微汗乃解。

【方解与方论】

本证因久病气血两虚，营卫不足所致，方用黄芪、党参、甘草益气健脾，当归养血和营，桂枝、白芍、生姜、大枣调和营卫，为气血营卫，表里并治之剂。

雷丰云："用桂、芪护卫，归、芍养营，参、草补益胃脾，姜、枣调和营卫，此从源本立方，勿见寒热，便投和解。"

【临证提要】

本方即张仲景黄芪桂枝五物汤加党参、当归，益气养血之功更著，用于疟疾久病伤及气血者。雷丰加减法如下：

虚疟，肢凉便泻，加附子、干姜。吐涎不食，加砂仁、半夏。

劳疟，气虚倍加参、芪，血虚倍加归、芍。倘寒热厘清，按时而至，脉兼弦象，显出少阳兼证，始可佐柴胡、青蒿，否则不可耳。

∽∽ 双甲搜邪法 ∽∽

【来源】《时病论》卷之五。

【组成】穿山甲一钱，醋炙　鳖甲一钱五分，炙　木贼草一钱，去节　嫩桂枝一钱
制首乌三钱　鹿角霜二钱　东洋人参二钱　当归身二钱，土炒

【用法】头服轻煎，次服浓煎。

【功效】扶正逐邪。

【主治】三日疟，久缠不愈。

【方解与方论】

本证因正气不足，疟邪深入于脏腑，与气血胶结所致，故用穿山甲、鳖甲活血软坚，木贼草、桂枝发散疟邪，鹿角霜、制首乌温补肝肾，人参、当归益气养血。

雷丰云："穿山甲善窜之物，主搜深踞之疟。鳖甲蠕动之物，最搜阴络之邪。木贼中空而轻，桂枝气薄而升，合而用之，不惟能发其深入于阴分之邪，而且能还于阳分之表。以何首乌养其阴也，鹿霜助其阳也，人参益其气也，当归补其血也，阴阳气血并复，则疟邪自无容身之地矣。"

【临证提要】

全方扶正为主，佐以搜邪逐邪，为久疟不愈之良方。方中补益药可根据病人体质做相应调整，雷丰云："阴虚之体，益以首乌、当归；阳虚之体，益以鹿霜、潞党。"

❧ 宣疏表湿法 ❧

【来源】《时病论》卷之六。

【组成】苍术—钱，土炒　防风—钱五分　秦艽—钱五分　藿香—钱　陈皮—钱五分　砂壳八分　生甘草五分

【用法】加生姜三片，煎服。

【功效】祛风除湿。

【主治】冒湿，首如裹，遍体不舒，四肢懈怠，脉濡缓。

湿温，头痛无汗，恶寒身重。

【方解与方论】

本证因感受湿邪，表里不和所致，故用防风、秦艽、生姜祛风除湿，苍术、藿香、陈皮、砂仁芳香化湿，甘草和中。

雷丰云："此治冒湿之法也。君以苍术、防、秦，宣疏肌表之湿。被湿所冒，则气机遂滞，故臣以藿、陈、砂壳，通畅不舒之气。湿药颇燥，佐以甘草润之。湿体本寒，使以生姜温之。"

【临证提要】

本方辛香苦温，用于湿邪束表，脾胃失运之证宜，用后取微汗，则祛湿之效尤著。雷丰临证加减法包括：湿温，表邪重者，加葛、羌、神曲。口渴自利，是湿流下焦，去半夏，加生薏苡仁、泽泻。

～☙ 辛热燥湿法 ☙～

【来源】《时病论》卷之六。

【组成】 苍术一钱二分，土炒　防风一钱五分　甘草八分　羌活一钱五分　独活一钱五分　白芷一钱二分　草豆蔻七分　干姜六分

【用法】 水煎服。

【功效】 温中散寒，祛风除湿。

【主治】 寒湿，头有汗而身无汗，遍身拘急而痛，不能转侧，近之则痛剧，小便清白，脉缓近迟。

【方解与方论】

本证因感受寒湿，中阳不足所致，故用干姜、草豆蔻温中化湿，苍术健脾燥湿，羌独活、防风、白芷散寒除湿，甘草和中。

雷丰云："法中苍、防、甘草，即海藏神术散也，用于外感寒湿之证，最为中的。更加二活、白芷，透湿于表；草蔻、干姜，燥湿于里。"

【临证提要】

本方与宣疏表湿法比较温中散寒除湿之功较胜,适用于寒湿痹阻,中阳不足者。故雷丰云:"诸药皆温热辛散,倘阴虚火旺之体,勿可浪投。"

～✦ 松柏通幽法 ✦～

【来源】《时病论》卷之六。

【组成】 松子仁_{四钱}　柏子仁_{三钱}　冬葵子_{三钱}　火麻仁_{三钱}　苦桔梗_{一钱}　瓜蒌壳_{三钱}　薤白头_{八分}　大腹皮_{一钱,酒洗}

【用法】 加白蜂蜜一调羹冲服。

【功效】 宣肺理气,润燥通便。

【主治】 燥结盘踞于里,腹胀便闭。

【方解与方论】

本证因燥邪伤阴,肺胃失于通降所致,故用松子仁、柏子仁、火麻仁、冬葵子、白蜜润燥通便,桔梗、瓜蒌、薤白开宣肺气,大腹皮理大肠气。肺与大肠为表里,肺宣肠润,大便不须攻导自可通解。

雷丰云:"此仿古人五仁丸之法也。松、柏、葵、麻,皆滑利之品,润肠之功非小,较硝、黄之推荡尤稳耳。丹溪治肠痹,每每开提上窍,或以桔梗、蒌、薤开其上复润其下。更加大腹宽其肠,白蜜润其燥,幽门得宽得润,何虑其不通哉。"

【临证提要】

本方用于肠道燥结便秘,此类病证切忌峻攻,否则徒伤正气,松柏通幽汤质润通降,药性缓和,为标本兼顾之良方。